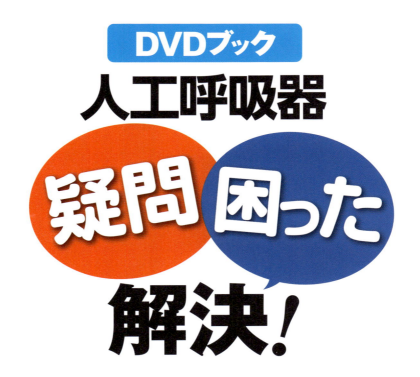

DVDブック

人工呼吸器

疑問 困った

解決！

刊行にあたり

　あなたは，人工呼吸器を装着している患者さんの看護ケアは得意ですか？
　多くの看護師は「苦手」と答えます。それもそのはず！　学生時代に，人工呼吸器に関する詳細な講義は皆無でしょう。また，リスクマネジメントの観点から，一般病棟では人工呼吸器の患者さんをケアする機会は，年に数回ということも珍しくないと思います。このような背景を踏まえ，初心者が臨床ですぐに役立つ知識を身につけることを目的として，本書およびDVDの動画を作成しました。

　本書の特徴は，3つあります。1つ目は，難しい呼吸生理には触れず，人工呼吸器の基本的な事項に限って記載しています。ですので，臨床で「困った！」という時に，すぐ使えるように心がけました。2つ目は，小項目ごとに説明していますので，一つずつ理解を深めていけるように配置しました。3つ目は，文字や絵だけでなく，動画で見ることによって，人工呼吸器の組み立て方の順番やグラフィックモニターの表示画面の動きが分かります。ぜひ，DVDの動画も併せてご覧ください。

　もしかすると，「自分の施設で使用している機種と異なるので嫌だ」という方もいらっしゃるかもしれません。実は，私の施設も，本書とは異なる人工呼吸器を使っています。しかし，人工呼吸器の原理や設定の意図はどれも同じですので，しっかりと基礎を理解できれば，どの機種でも対応できるようになります。
　人工呼吸器の苦手意識から一歩踏み出そうとしているあなたを，私たちは精いっぱい支援したいと思いながら作りました。本書が皆さんの臨床実践で，お役に立てれば幸いです。

2016年7月

聖マリアンナ医科大学病院 看護部 師長
急性・重症患者看護専門看護師／集中ケア認定看護師

藤野智子

CONTENTS

回路 どんな仕組み？どう組み立てる？

1. 人工呼吸器って？
   ～陰圧に対しての陽圧とは，ガス交換・酸素化とは …4
2. 回路用部品の役割 ～どうして使うのかを考えよう …6
3. 加温加湿器回路と組み立て方
   ～すぐにできる簡単な考え方 …8
4. 人工鼻回路と組み立て方 …10
5. 人工呼吸器の使用前点検と日常点検
   ～トラブル予防でチェックすべき項目と注意点 …12

モードと設定 指示の意味は？

6. 人工呼吸器のモード（従量式と従圧式）…14
7. 強制換気，補助換気，複合式換気 …16
8. 基本的な人工呼吸器の設定の意味 …18

グラフィックモニターの見方・考え方は？

9. 3つの曲線とは
   （気道内圧―時間曲線，流量―時間曲線，
   換気量―時間曲線）…20
10. 2つのループとは
    （気道内圧―換気量ループ，流量―換気量ループ）…22

アラームの設定と対応 こんな時どうする？

11. 換気量低下 …24
12. 換気量上昇 …26
13. 気道内圧上昇 …28
14. 気道内圧低下 …30
15. ガス供給アラーム・電源異常アラーム …32

人工呼吸器装着患者の看護 どんなケアをする？

16. 気管チューブの固定
    ～予定外のチューブ抜去，スキントラブルを防ぐ …34
17. カフ圧の確認 ～圧迫し過ぎ，リークトラブルを防ぐ …36
18. 気管吸引 ～適切な手順を覚えよう …38
19. 口腔ケア ～VAP（人工呼吸器関連肺炎）予防を考える …40
20. 体位調整
    ～褥瘡・下側肺障害予防など目的に合わせて実施 …42

離脱で注意すべきことは？

21. 離脱へのアプローチとSBTの実際
    ～ケアをどう促進するか，覚醒時に起こるトラブルへの対処 …44
22. 抜管の準備と観察
    ～フィジカルアセスメント，呼吸苦などの早期発見 …49

疾患別人工呼吸器管理とケア 患者のどこをチェックする？

23. 肺炎患者 …52
24. 急性心不全患者 …57
25. 手術後患者 …60

回路　どんな仕組み？どう組み立てる？

1　人工呼吸器って？～陰圧に対しての陽圧とは，ガス交換・酸素化とは

CheckPoint！

陽圧換気
- ☐ 患者の苦痛表情
- ☐ 呼吸回数
- ☐ 呼吸パターン：正常か異常か
- ☐ 呼吸器の換気と胸部の動きは合っているか
- ☐ 換気量
- ☐ 呼吸音　☐ 血圧の変動

ガス交換・酸素化の指標
- ☐ 呼吸回数
- ☐ 意識障害
- ☐ 脈拍
- ☐ チアノーゼ
- ☐ SpO_2，PaO_2，$PaCO_2$
- ☐ 換気量

陰圧換気と陽圧換気

　自然呼吸は，外肋間筋や横隔膜の運動により胸郭内を陰圧にすることで換気を行います。人工呼吸器装着中は，呼吸器から胸郭内に空気を送り込み換気を行うので，胸腔内は陽圧となります。このように陰圧から陽圧へと呼吸様式が異なるため，患者は苦痛に感じ，「表情」や「呼吸回数」として現れることがあります。苦痛表情の特徴は，「眉間のシワ」「口唇の動き」「首の動き」が挙げられます。

　次に，患者の呼吸状態を確認します。自然呼吸と同様に，人工呼吸器装着中も吸気時の胸郭の上がりで確認します。胸郭が左右均等に上がっていることが確認できれば換気が行われており，人工呼吸器の換気量で詳しく確認することができます。同時に，呼吸音を聴診することも重要です。左右の肺野を確認し，呼吸音の大きさ，異常呼吸音の有無，左右差も確認します。人工呼吸器による陽圧換気は，自然呼吸に比べ**腹部臓器や重力の影響で背部の換気が低下**します。そのため，**背部の呼吸音が聴診できるか確認**し，無気肺を予防することが重要です。

　聴診の方法として，前胸部を左右（どちらからでもよい）に確認し，上葉から下葉に向けて順番に聴診していきます。病変がある場合は，病変がない肺から聴診してください。1回に呼吸2回程度（5～8秒程度）聴診します。

陽圧換気は，循環動態にも影響します。自然呼吸では，胸腔内が陰圧になるため静脈還流が促進されます。一方，人工呼吸器装着中は，胸腔内が陽圧になるため静脈還流が低下します。**静脈還流の低下により，心拍出量が減少するため血圧の低下に注意**します。

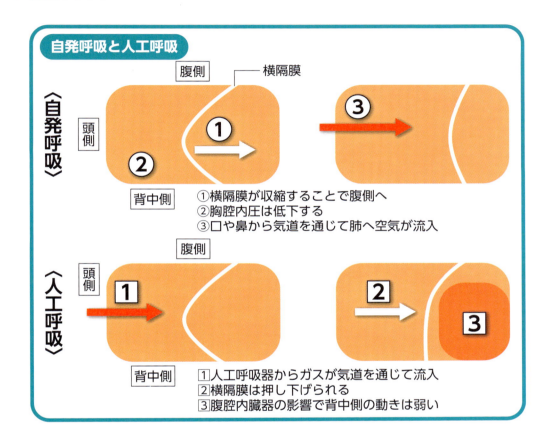

ガス交換・酸素化の指標

　ガス交換とは，肺胞における酸素の取り込み（酸素化）と二酸化炭素の排出の働きのことを言います。酸素化の悪化や二酸化炭素の貯留があると，**頻呼吸，頻脈，チアノーゼなどの症状が出現**します。**状態が改善せず重篤化すると，「意識障害」**が出現します。そのため，動脈血ガス分析を定期的に実施し，酸素化やガス交換を評価する必要があります。動脈血ガス分析に対してSpO_2（動脈血酸素飽和度）や呼気終末二酸化炭素分圧は非侵襲的に観察できるため，継続的に評価します。これらの指標と換気量を合わせて総合的に呼吸状態を評価し，人工呼吸器を適切に設定します。

回路 どんな仕組み？どう組み立てる？

2 回路用部品の役割
～どうして使うのかを考えよう

CheckPoint！

共通チェックポイント	☐ 接続　☐ 破損　☐ 汚染

1) 加温加湿器（P.8参照）
2) 人工鼻（P.10参照）
3) ホース（蛇管）
   ☐ ホース内の水分の貯留
4) ホースヒーター
   ☐ 温かいか（触って確認）
   ☐ 電源は入っているか
   ☐ ホース内の水分の貯留
5) Yピース
6) カテーテルマウント
   ☐ キャップが閉まっているか
7) ウォータートラップ
8) 呼気フィルター
   （バクテリアフィルター）
   ☐ 交換頻度は守られているか
   ☐ 適切に接続されているか

ホース（蛇管）

ホースは，人工呼吸器からの空気を流すための通り道です。

Yピース

Yピースは，吸気回路と呼気回路をつなぐ二股になっているパーツです。

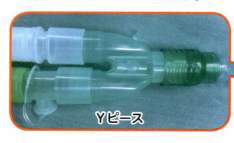

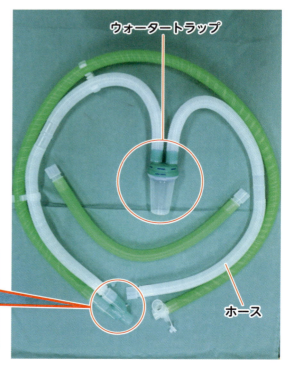

カテーテルマウント

カテーテルマウントは，人工呼吸器回路と気管チューブをつなぐ部品です。使用時は，キャップが閉まっているか確認します。

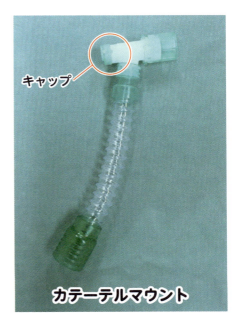

キャップ

カテーテルマウント

ウォータートラップ

ウォータートラップは，ホース内に貯留した水滴をホース外に溜めておく部品です。溜まった水が誤って患者の気管に入らないよう，溜まった水は速やかに廃棄します。また，患者の口元よりも低い位置に置き，回路内の水が確実に溜まるようにすることも必要です。

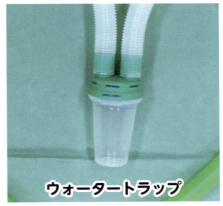

ウォータートラップ

呼気フィルター（バクテリアフィルター）

患者の呼気に含まれる細菌などが人工呼吸器内に侵入し汚染されることを予防します。呼気フィルターの交換は，1日1回行います。

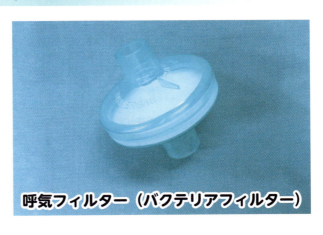

呼気フィルター（バクテリアフィルター）

回路 どんな仕組み？どう組み立てる？

3 加温加湿器回路と組み立て方
～すぐにできる簡単な考え方

CheckPoint!

加温加湿器回路の簡単な考え方

人工呼吸器（吸気口）→ホース→加温加湿器→ホース→患者

人工呼吸器（呼気口）→呼気フィルター→ホース→ウォータートラップ→ホース→患者

加温加湿器のチェック

- ☐ 吸気から加温加湿器に接続されているか
- ☐ チャンバーに破損はないか
- ☐ 加温加湿器に破損はないか
- ☐ 加温加湿器は電源が入っているか
- ☐ 加温の確認：手で触って温かいか
- ☐ 加湿の確認：チャンバー内の水量は適切な量であるか
- ☐ 適切な温度設定になっているか
- ☐ チューブとの接続はされているか

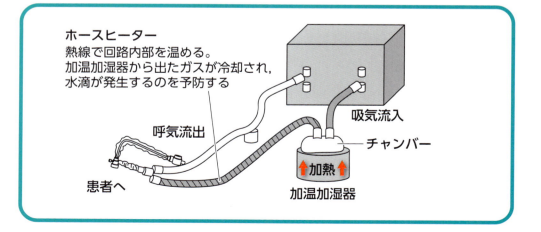

ホースヒーター
熱線で回路内部を温める。加温加湿器から出たガスが冷却され，水滴が発生するのを予防する

呼気流出 / 吸気流入 / チャンバー / 加熱 / 加温加湿器 / 患者へ

加温加湿の必要性

　人工呼吸器で呼吸を行う際は，挿管チューブや気管チューブを通して直接肺に空気が流れ込みます。自然呼吸の場合は，空気が鼻腔や咽頭，喉頭，気道，気管支を通過する際に血管や粘膜から熱や水分を得ることで加温加湿されます。肺胞に至るまでに，空気は温度37度，湿度100％程度になります。気道には，気道クリアランスという機能があり，肺に混入した異物や気管分泌物を除去する働きがあります。乾燥した空気は，この気道クリアランス機能を著しく低下させるため，気管分泌物の貯留，挿管チューブあるいは気管チューブの分泌物による閉塞など，合併症を引き起こす可能性が高くなります。

加温加湿の方法

　加温加湿器は，人工呼吸器からの吸気をチャンバーで加温加湿します。人体に適切な空気は，温度が37度，湿度が100％です。送気される空気が加温加湿されるイメージができれば，確認項目を理解することができます。

　最初にチャンバーが加温されていることを，チャンバーや加温加湿器の破損がないことと加温加湿器が電源に接続されているかによって確認します。加湿は，チャンバー内の水量が適切であるかによって確認します。水量が上限（MAX）と下限（MIN）の間にあると，適切な加湿が行われます。また，加温器の温度がデジタルで表示されていることを確認します。非デジタル表示（目盛り型）の加温器の場合は，各加温器の適切な設定値になっていることを確認します。適切に加温加湿器が設定できていても，呼吸器回路に接続されていなければ意味がありません。加温加湿器が確実に呼吸器回路と接続されていることを確認することが最終の確認になります。

　ホースは気温の影響を受け，加温加湿された空気が冷却されると水滴が発生します。水滴はホース内に貯留し，換気の妨げになります。ホース内の水滴はウォータートラップに集め，気道内に侵入することを防ぎます。ホースヒーターを用いることで回路内の水滴を予防し，適切な加温加湿を維持させることができます。

回路 どんな仕組み？どう組み立てる？

4 人工鼻回路と組み立て方

CheckPoint！

人工鼻回路の簡単な考え方
呼吸器（吸気口）→ホース→人工鼻→患者
呼吸器（呼気口）→呼気フィルター→ホース→人工鼻→患者

人工鼻のチェック
- ☐ 気管チューブに接続するのが人工鼻フィルターであることを確認する
- ☐ 人工呼吸器に接続するのが呼気フィルターであることを確認する
- ☐ 加温加湿器が接続されていないか＝接続厳禁
- ☐ 人工鼻のフィルターに汚染はないか
- ☐ 1日1回の交換はされているか＝使用期限が守られているか

人工鼻の役割

　人工鼻は，患者の呼気に含まれる熱と水分を吸気に戻す役割を担う膜が備わっています。そのため，自然呼吸における鼻腔，咽頭，喉頭などの役割を担い，**人工呼吸器から送られる空気を加温・加湿することができます**。また，細菌除去フィルター機能などを有する人工鼻もあります。

　人工鼻は，加温加湿器に比べてメリットが多いことが知られています。まずコスト面では，短期間での人工呼吸器管理であれば加湿器よりも優れています。手術による人工呼吸器使用など短期間と予想される場合には，人工鼻を使用している施設も少なくありません。管理面では，ホース内の水滴が少なく，ホース内の水滴の除去にかかわる観察・排除の業務負担が軽減されます。また，**接続部が加温加湿器使用の半分以下**となるため，トラブルや接続間違いなどのインシデントも減少することができます。

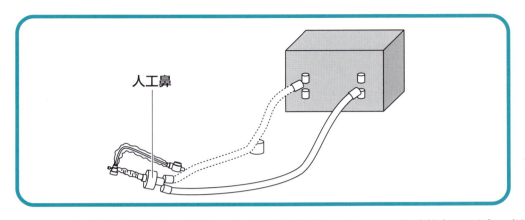

しかし，**気道分泌物が多い場合には人工鼻が目詰まり**する，分時換気量が多い場合などは**呼気流速が速く十分な加温加湿がされない**，フィルター自体が抵抗となり**呼吸仕事量が増える**などの人工鼻が適さないケースがあります。このような可能性がある場合には，加温加湿器回路を検討します。

人工鼻の接続と管理

人工鼻を使用する時は，加温加湿回路と違い，人工鼻フィルターと呼気フィルターの2つのフィルターを使用します。そのため，人工鼻として回路に接続するフィルターが呼気フィルターではないことを確認します。そして，ホース→人工鼻→気管チューブの順で接続されていることを確認しましょう。

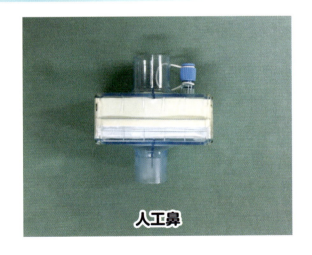

人工鼻

次に，呼気フィルターとして接続するフィルターが人工鼻ではないことを確認します。そして，ホース→呼気フィルター→呼吸器（呼気側）の順に接続されていることを確認しましょう。

人工鼻は，**フィルターが過度に濡れてしまうと機能を失ってしまいます**。フィルターが濡れてしまう原因として，加温加湿器の併用，気道分泌物による汚染があります。加温加湿器を併用していないこと，気道分泌物によりフィルターが汚染していないことを確認します。人工鼻には機能を保つため使用期限があります。**使用している人工鼻の使用期限に合わせて，適切に交換されているかも確認**します。

回路　どんな仕組み？どう組み立てる？

5　人工呼吸器の使用前点検と日常点検　〜トラブル予防でチェックすべき項目と注意点

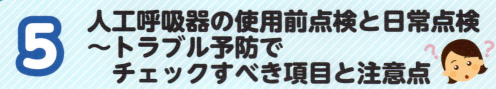

CheckPoint！

使用前点検

- ☐ 呼吸器の外観（パネルの表示，ダイヤル，フィルターの汚染，アーム）
- ☐ 医療ガス接続（接続の有無，ピンインデックスアダプタのピン）
- ☐ 電源（接続のゆるみ，電源コードの破損，非常用電源を使用しているか）
- ☐ 呼吸器のテスト（気圧計，ガス供給，内部リーク，圧センサー，セーフティーバルブ，酸素セル／センサテスト，バッテリー切り替えテスト）　＊呼吸器のセルフテストでチェックできる機器もある
- ☐ 回路テスト（接続，エアリークの有無，ねじれの有無，汚染）
- ☐ 換気テスト（テストラングを装着し換気できているか確認）
- ☐ アラーム作動状況

日常点検

- ☐ チェックリストを用いて各勤務で確認する

【チェックリスト例】

人工呼吸器と回路	電源コードや各プラグの抜けはない，非常用電源（赤コンセント）を使用しているか
	酸素・空気配管は正しく接続されているか
	吸気・呼気回路は正しく接続されているか（吸気回路に加温加湿器・呼気側に呼気フィルター〈バクテリアフィルター〉）
	吸気回路内は適度に加湿されているか（回路内に水滴が発生する）
	回路内やウォータートラップに余分な水分が貯留していないか
	回路内の汚染はないか
	呼気フィルター〈バクテリアフィルター〉の汚染はないか（24時間以内の使用であるか）
	加温加湿器チャンバーの水量に過不足はないか（上限はonline）
	加温加湿器は加温されているか（温かいか触れて確かめる）
	機器本体から異常音はないか

人工呼吸器設定	換気設定（PC, VC, PS, SIMV+PS, CPAPなど）	アラーム設定	吸気酸素濃度上限（％）
	吸気酸素濃度（％）		吸気酸素濃度下限（％）
	SIMV回数（回）		気道内圧上限（cmH$_2$O）
	呼吸回数		換気量上限（L/min）
	分時換気量（L/min）		換気量下限（L/min）
	1回換気量（mL）		
	PS（cmH$_2$O）		
	PEEP（cmH$_2$O）		
	PC abobe PEEP（cmH$_2$O）		
	トリガー感度		

使用前点検

　使用前点検とは，人工呼吸器と回路が**"患者に使用できる状態"であることを確認する作業**です。そのため，人工呼吸器側と回路側のそれぞれの確認が必要です。また，人工呼吸器管理中に引き起こされるインシデントには，使用前点検や日常点検によって回避できることもあるため，**患者の安全を確保する一助になります。**インシデントの上位には，呼吸器回路の接続のゆるみ，加温加湿器の不調，電源の入れ忘れなどが挙げられます。

　使用前点検や日常点検を行う際には，**各施設でチェックリストを作成し，数多くのチェック項目を1つずつ確実に確認する必要があります。**人工呼吸器の使用前点検は，機器自身がセルフチェックするため，画面の指示に従い進めます。その際，どのようなエラーが出るかを確認します。エラー内容によっては，メーカーに修理を依頼しなければならないこともあります。回路側ではリーク（空気漏れ）の有無を確認します。クリアできない場合は回路のどこかにリークがあることを示します。各部品の接続にゆるみがないこと，破損がないことを確認しましょう。

日常点検

　日常点検とは，人工呼吸器と回路が正常に機能していることを確認する作業です。人工呼吸器が正常に機能するためには電源への接続や，酸素・空気配管の接続が確実にされていることなど，重要なチェック項目があります。回路の確認は，各部品が適切な位置に接続されていること，回路に汚染がないことを確認します。加温加湿器を使用している場合は，加温器が温かいことや回路内に水滴が見られること（加湿されていること），チャンバーの水量が適切なことを確認します。

　人工呼吸器の設定は，医師が指示する設定になっていることを確認します。指示と違う場合は医師や前勤務者への確認が必要です。

　アラーム設定は，各呼吸器で初期設定があり，吸気酸素濃度上下限は自動で設定されます。しかし，換気量上下限と気道内圧上限は**患者や病態により個別性を考慮して設定する必要がある**ため，医師に設定が適切であるか必ず定期的に確認します。

＊　＊　＊

　回路のトラブルは，患者の近くにいる看護師がいち早く気づくことができるため，使用前点検・日常点検にかかわらず意識してチェックすることが大切です。臨床工学技士がいる施設では，使用前点検や日常点検を委譲し，より専門性のある点検が実施されることで，安全な状態を保つことができるでしょう。

モードと設定 指示の意味は？

6 人工呼吸器のモード（従量式と従圧式）

CheckPoint！

人工呼吸器のモードの種類を理解しよう
- ☐ モードの種類は何種類か？
- ☐ どのように分類されるか？
- ☐ 従量式と従圧式の違いは何か？

それぞれどのような時に使用するか理解しよう
- ☐ 人工呼吸器のサポートを受けている患者の特徴は？
- ☐ 観察点の違いは？

人工呼吸器の画面で理解しよう
- ☐ それぞれの波形の違いは何か？
- ☐ それぞれ確認する数値はどこ？

人工呼吸器のモードとは

　人工呼吸器の"モード"とは，換気の方法を表し，どれくらい人工呼吸器にサポートを受けるかの割合を決めるものです。人工呼吸器が行う換気の1サイクルは，患者の吸気時に空気を送るところから，患者の呼気時に空気を吐き出すところまでを言います。その換気の1サイクルをどのように行うかを，モードによって設定します。モードの種類は，強制換気，補助換気，複合式換気と大きく3つに分かれます（P.16参照）。また，吸気時の空気の送り方で，「従量式」と「従圧式」の2つに分けられます。

「従量式」と「従圧式」

　吸気時の空気の送り方により，換気量を設定して空気を送り込む「従量式」と，換気時の圧を設定して空気を送り込む「従圧式」に分類されます（**表1**）。例えば，

表1 従量式換気と従圧式換気の違い

	従量式	従圧式
フロー（空気を送るスピード）	一定	変化
気道内圧	変化	一定
換気量	一定	変化

　「従量式」は1回の換気量を500mLと設定し，その量の空気を送り込みます。「従圧式」は1回の換気時の気道内圧を15mmH$_2$Oと設定し，その設定圧まで気道内圧が上がるまで空気を送り込みます。

　「従量式」のメリットは，**1回換気量が保たれる**点で，換気量を確実に確保して治療しなければならない場合に使用します。一方「従圧式」のメリットは，**気道内圧を制限し肺胞の損傷を予防できる**点です。しかし「従量式」とは違い，肺のコンプライアンスによって換気量が変化するという点もあります。

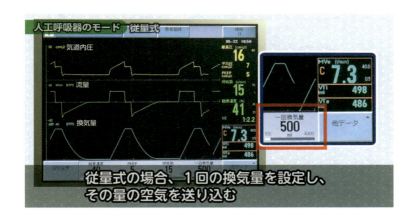

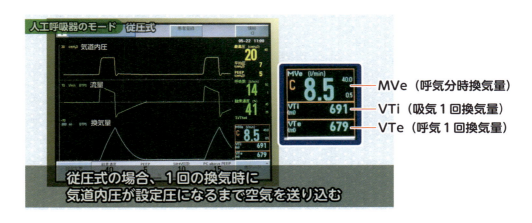

モードと設定 指示の意味は？

7 強制換気，補助換気，複合式換気

CheckPoint！

人工呼吸器のモードの種類を理解しよう
- ☐ モードの種類は何種類か？
- ☐ どのように分類されるか？

それぞれどのような時に使用するか理解しよう
- ☐ 人工呼吸器のサポートを受けている患者の特徴は？
- ☐ 観察点の違いは？

人工呼吸器の画面で理解しよう
- ☐ それぞれの波形の違いは何か？

人工呼吸器のモードの種類

● 強制換気 （VCV：Volume Control Ventilation）
　　　　　　（PCV：Pressure Control Ventilaton）

　強制換気とは，すべての換気を人工呼吸器に任せてしまうモードです。自発呼吸がない場合に使用します。

● 補助換気 （A/C：Assist/Control）

　補助換気とは，すべての換気の吸気のタイミングは患者に合わせますが，そのあとは人工呼吸器に任せてしまうモードです。自発呼吸があるが換気量が足りない場合などに使用します。

● 複合式換気

　複合式換気とは，強制換気をベースとし，自発呼吸がある場合には吸気のタイミ

ングを合わせ，補助換気を行うモードです。自発呼吸があるが回数が不安定な場合には，複合式換気を選択します。

　上記のように，人工呼吸器のモードの種類は，**強制換気**，**補助換気**，**複合式換気**と大きく3つに分かれます。人工呼吸器のモードは，**呼吸器にサポートしてもらう割合**で選択します。

〈主なモード〉
SIMV（従量式）
+PS（自発なし）

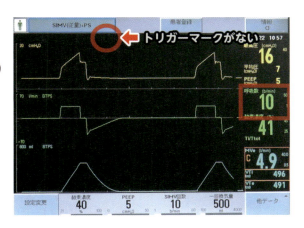

〈主なモード〉
SIMV（従圧式）
+PS（自発なし）

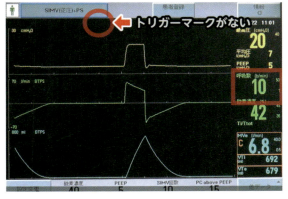

〈主なモード〉
CPAP

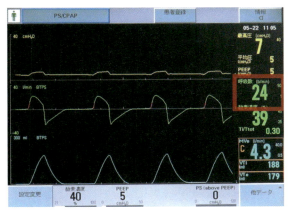

モードと設定 指示の意味は？

8 基本的な人工呼吸器の設定の意味

CheckPoint!

呼吸器のモードの表記方法を理解する
- ☐ 選択されているモードの換気方法が分かる

人工呼吸器の基本的な設定項目を理解する
- ☐ 換気回数　☐ 吸入酸素濃度　☐ 換気量（換気圧）　☐ 圧支持
- ☐ 吸気時間　☐ 呼気終末陽圧　☐ トリガー

基本的なモードと換気方法

　人工呼吸器のモードは，最終的に送気方法と組み合わせて換気方法が決定します。例えば，SIMV（従量）とSIMV（従圧）では，呼吸回数の補助の方法は同じになりますが，送気方法が量か圧かの違いがあります。また，SIMV（従圧）＋PSでは，自発呼吸がない場合には強制換気を行い，強制換気の間に自発呼吸ある場合にはタイミングを合わせて設定した圧でサポートします。組み合わせによってモードの名称は変わりますが，一つひとつの意味は変わらないので統合して考えます。

基本的なモード

　臨床現場で多く用いられるモードが，SIMV（従圧）＋PSモードです。このモードは，自発呼吸に同調し決められた回数，決められた圧と時間でサポートしながら，設定した回数以外にも設定した圧でサポートします。もし自発呼吸がなくなってしまった場合でも，決められた回数の従圧式の換気が行われます。その時に設定する項目は以下になります。

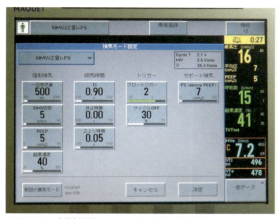
SIMV（従量）＋PSの設定画面

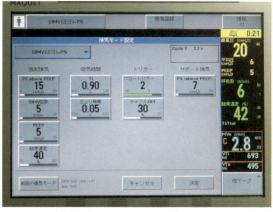
SIMV（従圧）＋PSの設定画面

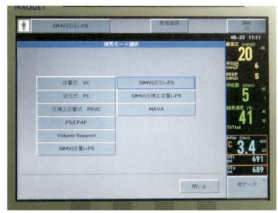
換気モードの選択画面

Column　トリガー（NAVA）を知っておこう

　トリガーは患者の自発呼吸を感知する感度です。その設定をすることで，人工呼吸器は自発呼吸を感知したら吸気を開始します。通常は2つのトリガーがあります。
- **圧トリガー**：回路内圧の変動で感知する
- **フロートリガー**：気流の変動で感知する

　そのほか，横隔膜活動電位（Edi信号）を吸気のトリガー信号として利用した**NAVA (Neurally Adjusted Ventilatory Assist)** モードがあります。これは，一部の人工呼吸器（フクダ電子：SERVO-U，SERVO-n，Servo-i）に搭載されている機能で，呼吸中枢からのインパルスによって駆動する横隔膜の活動をモニタリングする機能です。専用の電極付胃管栄養カテーテルを用いて，Edi信号を計測し，横隔膜の動き（Edi信号の上昇）によって吸気を開始し，吸気中はEdi信号に比例した換気補助を行い，Edi信号の減衰（呼気の開始）に合わせて呼気弁を開放します。

　NAVAは，回路内圧や気流の変動では感知できない自発呼吸を横隔膜の動きによって感知できるため，生理的な自発呼吸を支援し，人工呼吸器との非同調を改善することに役立てられます。

参考文献［モードと設定 指示の意味は？：6～8］
1）道又元裕監修，露木菜緒編：はじめてでも使いこなせる・すぐ動ける 人工呼吸器デビュー，学研メディカル秀潤社，2014．
2）露木菜緒：初めての人が達人になれる 使いこなし人工呼吸器，南江堂，2012．

グラフィックモニターの見方・考え方は？

9 3つの曲線とは（気道内圧―時間曲線，流量―時間曲線，換気量―時間曲線）

CheckPoint！

気道内圧―時間曲線	□ 気道内圧はいくつか　□ 最高気道内圧とプラトー圧の差（VCV） □ 気道内圧波形の形状　□ 波形の揺れ
流量―時間曲線	□ エアトラップ（auto-PEEP）の有無
換気量―時間曲線	□ 基線まで波形が戻るか

　最近の人工呼吸器にはグラフィックモニターが付属しており，患者の呼吸状態が波形によって表されています。患者が呼吸できているかは，胸郭の上がりや呼吸音を聴取するなどのフィジカルアセスメント技法を用いて確認しますが，患者の肺は膨らみやすいのか，

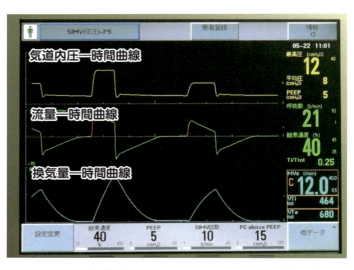

どの程度の圧が気道にかかっているのか，自発呼吸はできているのかなどはグラフィックモニターを観察することで推察できます。

気道内圧―時間曲線

　気道内圧では呼吸時に気道（呼吸器回路，気管チューブ，気管）にかかる圧を示します。VCV設定では，最高気道内圧と吸気プラトー圧（気道抵抗がない状態の圧）の差で肺の膨らみやすさが分かります。**差が大きければ肺は膨らみやすく，差が小**

さければ膨らみにくいことが分かります。PCVでは，吸気は水平であるはずですが，吸気の終わりの圧が高まると，台形であるはずの形が，右肩上がりの台形になることがあります。これは，人工呼吸器の吸気が続いている間に患者が呼気を始めていることを示し，呼吸器との同調性が悪いと判断できます。VCVでは，気道内圧波形の低下があれば，患者が欲しい分の吸気が得られていない（吸気努力が発生している）ことを示し，こちらも呼吸器との同調性が悪いと判断できます。同調性が悪い時は呼吸器モードの変更を考慮します。気道内圧波形で基線の揺れ（ギザギザした波形）が生じる場合があります。これは回路内に異物（結露，気道分泌物）があることを示します。回路内の水や気道分泌物を観察し，除去します。

流量―時間曲線

　流量とは，呼吸の際に気道（呼吸器回路，気管チューブ，気管）に流れる空気の量を示します。吸気ではプラス方向（基線から上側）に，呼気ではマイナス方向（基線から下側）に波形をとります。吸気の開始時は基線から始まりますが，基線に戻らずに次の呼吸がスタートしてしまう場合があります。これをエアトラップ（auto-PEEP）と言い，呼気を吐ききれていないことを示します。十分な呼気時間を得られるように設定を変更します。

換気量―時間曲線

　換気量は，換気の際に肺に出入りする空気の量を示します。吸気で上昇し呼気で下降します。呼気の際に基線まで波形が戻らない場合は，回路のリークや気胸のために空気が漏れ出していることが把握できます。

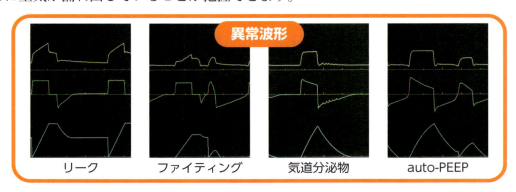

異常波形　リーク　ファイティング　気道分泌物　auto-PEEP

グラフィックモニターの見方・考え方は？

10 2つのループとは（気道内圧―換気量ループ，流量―換気量ループ）

CheckPoint!

気道内圧―換気量ループ
- ☐ 吸気の頂点の形状
- ☐ ループの傾き
- ☐ ループの幅
- ☐ ループの重なり

流量―換気量ループ
- ☐ ループの大きさ
- ☐ ループの形状

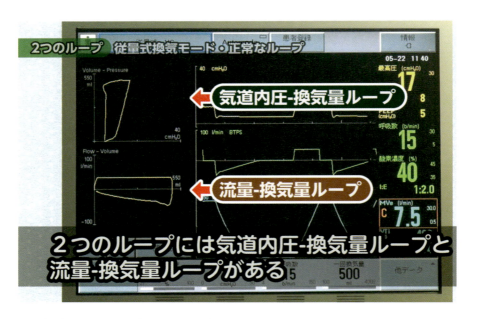

2つのループには気道内圧-換気量ループと流量-換気量ループがある

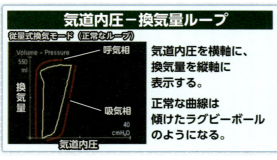

気道内圧を横軸に、換気量を縦軸に表示する。

正常な曲線は傾けたラグビーボールのようになる。

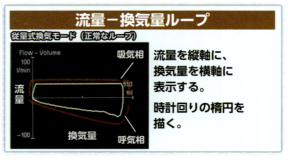

流量を縦軸に、換気量を横軸に表示する。

時計回りの楕円を描く。

気道内圧—換気量ループ

　気道内圧—換気量ループは，気道内圧を横軸に，換気量を縦軸にした曲線をとったもので，反時計回りの楕円を描きます。正常な曲線はラグビーボール様となります。吸気の頂点がとがっている（鳥のくちばしの形）場合は，換気量が多すぎて肺が過伸展していることが分かります。このため，換気量を減少させたり，呼吸器モードを変更します。**ループ全体の傾きは，肺のコンプライアンス（肺の柔らかさ）を反映**します。傾きが小さくなると肺のコンプライアンスが低くなっている（肺が硬くなっている）ことを示し，ループの幅を見ることで気道抵抗を推定することができます。1回換気量，肺コンプライアンスが同じでも，気道抵抗によりループは変化します。ループの幅が広いということは，気道抵抗が高まっていることを示します。ループが閉じない時はリークが，逆にループが重なってしまう時はエアトラップ（auto-PEEP）が考えられます。

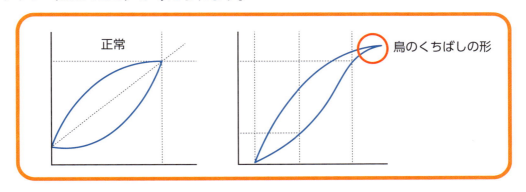

流量—換気量ループ

　流量—換気量ループは，流量を縦軸に換気量を横軸にした曲線をとったもので時計回りの楕円を描きます。**ループの大きさは気道抵抗を反映**しており，大きなループは気道抵抗が高く，小さなループは気道抵抗が低いことを示します。そのため，気道抵抗が問題となる疾患（喘息やCOPD）の患者のアセスメントを容易に行うことができます。治療を開始していびつなループが正常なループに変化すれば，病態が改善していることが示唆されます。吸気量に対して呼気量が少ない場合，上半分の幅が広く，下にとがった楕円形となります。これは回路内にリークがあることを示しており，回路内のトラブルと気胸の観察が必要になります。

アラームの設定と対応 こんな時どうする？

11 換気量低下

　換気量低下に関連するアラームとして，**無呼吸アラーム・1回換気量低下アラーム・分時換気量低下アラーム**があります。換気量が低下すると，$PaCO_2$が上昇し，**呼吸性アシドーシス**を呈し，また，$PaCO_2$が上昇することで，肺胞内酸素分圧が低下し，**低酸素血症**を引き起こします。

CheckPoint!

患者状態の観察
- ☐ RR，SpO_2，HR，BPといったバイタルサイン
- ☐ 呼吸様式の観察，胸郭の動き・左右差
- ☐ 呼吸音の聴診　　☐ 鎮静深度・覚醒状況
- ☐ 気管チューブ・気切チューブのカフ圧
- ☐ 呼吸抑制を引き起こす薬剤の使用の有無

人工呼吸器の確認
- ☐ TVの実測値　　☐ MV　　☐ TV・MVのアラーム下限値
- ☐ 人工呼吸器回路の接続外れや破損がないか

原因は何？
- ☐ 自発呼吸の減少もしくは無呼吸
- ☐ 人工呼吸器回路の接続の外れ，ゆるみ，閉塞
- ☐ 気管チューブ・気切チューブのカフ漏れ
- ☐ 気管チューブ・気切チューブが抜けている
- ☐ 気管チューブ・気切チューブを含む気道の閉塞
- ☐ 人工呼吸器が感知できないほど患者の吸気努力が弱い
- ☐ PCVの場合は，肺コンプライアンスの低下
- ☐ PCVの場合は，気道抵抗の増加
- ☐ TV・MV・吸気圧・呼吸数の設定が少なすぎる
- ☐ アラームの設定が高すぎる

患者への対応

　TV（1回換気量）は保たれているが無呼吸や呼吸回数が減少している場合は，RRを維持できるように呼吸回数の設定の変更が必要です。また，神経筋疾患や呼吸筋疲労などで頻呼吸となりTVが低下している場合，VCVの場合は設定TVを上げる，PCVの場合はPC圧を上昇させてTVを上昇させることで，TVが維持できるようにすることが必要です。これらの対応をしつつ，換気量を減少させる要因となることがないか確認し，それらの要因を除去することが必要です。

人工呼吸器の対応

　VCVの場合，TVは設定値を維持するように吸気を送り込むため，換気量の低下は気道内圧の低下として現れます。PCVの場合は吸気を規定された圧で送り込むため，換気量の低下はTV・MV（分時換気量）の減少として現れます。そのため，人工呼吸器側の対応としては，人工吸気回路の接続外れや破損がないかを確認します。人工呼吸器回路に問題が生じている場合は，速やかに徒手換気を行います。

起こり得る合併症

● 低酸素血症

　換気量が低下するとPaO_2（動脈血酸素分圧）を規定する因子の一つである$PaCO_2$（動脈血二酸化炭素分圧）が上昇し，肺胞内酸素分圧が低下し低酸素血症を引き起こします。低酸素血症が生じると，組織の酸素の需要と供給のバランスの不均衡を生じるため，SpO_2の推移や血液ガス分析の結果を注意して観察します。

● 呼吸性アシドーシス

　$PaCO_2$の上昇と血液のpHの低下が一致して生じ，呼吸性アシドーシスによるアシデミアを呈することが多いですが，慢性呼吸不全の患者の場合は，経過の中で代償機転が生じ$PaCO_2$が高くてもpHが基準範囲内にとどまっている場合もあります。pHの値からアシデミアがないか確認し，$PaCO_2$の値から呼吸性アシドーシスを呈していないか確認することが重要です。

● 合併症の予防

　呼吸回数や呼吸様式を観察し，VCVの場合は設定されたTVが維持できているか，PCVの場合は設定した吸気圧によって患者に必要なTVが維持されているか確認しましょう。また，患者のRRが減少した場合，アラーム値の設定にもよりますが，多くはMVの低下として認識することが多いため，MVの低下にも注意して観察をします。

アラームの設定と対応 こんな時どうする？

12 換気量上昇

換気量上昇に関連するアラームとして，**呼吸数上昇アラーム・1回換気量上昇アラーム・分時換気量上昇アラーム**があります。

CheckPoint!

患者状態の観察
- ☐ RR・SpO_2・HR・BPといったバイタルサイン
- ☐ 呼吸様式の観察，胸郭の動き・左右差
- ☐ 痛みや興奮など交感神経を緊張させるような要因の有無

人工呼吸器の確認
- ☐ TVの実測値　☐ MV　☐ TV・MVのアラーム上限値
- ☐ トリガー感度　☐ 人工呼吸器回路内の結露
- ☐ 人工呼吸器回路の接続の外れ，ゆるみ，閉塞
- ☐ 気管チューブ・気切チューブのカフ漏れ

原因は何？
- ☐ ファイティング，バッキング，発熱，鎮痛・鎮静不十分などによる換気量の増加
- ☐ PCVの場合で肺コンプライアンスの上昇
- ☐ 呼吸不全の悪化による呼吸数の上昇
- ☐ 吃逆や人工呼吸器内の結露や振動をオートトリガーすることによる呼吸数の上昇
- ☐ 不十分な吸気圧のため呼吸数が上昇
- ☐ 人工呼吸器回路のゆるみ・破損
- ☐ カフ圧不足によるリーク
- ☐ アラーム設定が低すぎる

患者への対応

MVが増大しSpO_2が低下している場合は，呼吸不全が悪化している可能性があり，人工呼吸器の設定変更や呼吸不全の原因検索が必要です。設定の呼吸回数より

も患者のRRが上昇することでMVが増大している場合は，患者の自発呼吸の状態を観察し，CPAPやPSVに変更します。発熱や疼痛・興奮などで患者のRRが上昇している場合は，患者の苦痛に対して速やかに対応します。ファイティングを生じている場合は，人工呼吸器の設定変更や鎮静薬・鎮痛薬を使用して同調性を高める介入が必要です。PCVの場合，患者の肺のコンプライアンスが改善することで，換気量が変化するため，必要であれば動脈血ガス分析の結果を確認します。

人工呼吸器の対応

吃逆や人工呼吸器内の結露や振動をオートトリガーすることで呼吸数が上昇している場合，トリガー感度の設定変更が必要です。また，回路のゆるみ・破損，カフ圧不足によるリークで，患者が求める換気量を人工呼吸器がサポートできていない場合，患者はRRを増やして代償しようとします。RR30回/分を超えるような場合は，呼吸仕事量の増大や呼吸筋疲労を生じるため，十分なTVが得られるように設定変更が必要です。

起こり得る合併症

● 呼吸性アルカローシス

$PaCO_2$の低下と血液のpHの上昇が一致して生じ，呼吸性アルカローシスによるアルカレミアを呈することが多いです。しかし，もともと腎機能の低下がある患者では，腎臓での酸の排泄障害を呼吸性に代償させるため，$PaCO_2$が低下している場合は注意が必要です。

● 呼吸筋疲労

RRが上昇すると，生体は呼吸に必要な筋肉へ多く血流を維持するように働きます。また，呼吸に努力を要することは，呼吸補助筋を使用することにつながり，このような状態が継続すると患者の呼吸筋が疲労し，その後の人工呼吸器からの離脱，ひいては患者の安楽が損なわれることにつながります。

● 合併症の予防

換気量の上昇では，アラーム値の設定にもよりますが，多くはMVの増大として認識されます。患者のRRが増加していないかを確認し，患者と人工呼吸器との同調性（ファイティングやバッキング，吃逆などのオートトリガーの有無）を確認することが重要です。

アラームの設定と対応 こんな時どうする？

13 気道内圧上昇

　気道内圧上昇アラームは，**VCVの場合は，特に注意が必要なアラーム**です。換気が正常に行われないだけではなく，気胸など重篤な合併症につながるため早期に対応する必要があります。

CheckPoint!

患者状態の観察
- ☐ RR，SpO₂，HR，BPといったバイタルサイン
- ☐ 呼吸様式の観察，胸郭の動き・左右差
- ☐ 呼吸音の聴診　☐ 気道分泌物の量・性状
- ☐ ファイティングやバッキングの有無

人工呼吸器の確認
- ☐ 人工呼吸器回路の屈曲や閉塞がないか
- ☐ TVの実測値　☐ PIPのアラーム上限値

原因は何？
- ☐ 人工呼吸器回路の屈曲や閉塞
- ☐ 気管チューブ・気切チューブを含む気道の狭窄または閉塞
- ☐ ファイティング・バッキング
- ☐ VCVの場合は，肺コンプライアンスの低下
- ☐ VCVの場合は，設定した1回換気量が多すぎる
- ☐ アラーム設定が低すぎる

患者への対応

　VCVでは，設定された換気量を人工呼吸器が送り込むため，気道分泌物による気道の狭窄・閉塞，肺のコンプライアンスの低下といった患者側の要因により，気道内圧が上昇します。気道分泌物による影響が考えられる場合は，気管吸引を実施し

ます。また，気道分泌物の量や性状に注意し，気管チューブや気切チューブが狭窄・閉塞する危険性がないかアセスメントすることが必要です。ファイティングを生じている場合には，人工呼吸器の設定変更や鎮静薬・鎮痛薬を使用して同調性を高める介入が必要です。

人工呼吸器の対応

　体位変換などの際に，人工呼吸器回路が屈曲することが原因で気道内圧上昇アラームが生じる場合があります。そのため，人工呼吸器側の対応としては回路が屈曲したり，閉塞していないか確認することが必要です。また，VCVの場合，患者の体格から適正な1回換気量を設定しないと，設定1回換気量が患者にとって大きすぎて圧負荷となり気道内圧が上昇する場合があるため，注意が必要です。

起こり得る合併症

● 気胸，皮下気腫，肺胞の圧外傷

　圧外傷により気胸や皮下気腫を呈する場合があります。気胸となった場合は，仰臥位で撮影されるX線写真の特性上，特徴的な所見としてディープサルカスサイン（気胸を生じている側の肋骨横隔膜角が深く切れ込んだ状態）があります。このほか，皮下気腫では，前胸部や頸部を触診し握雪感がないか観察し，皮下気腫の部位をマーキングし，経時的に観察をしていくことが必要です。

● 換気障害・高二酸化炭素血症・低酸素血症

　気道の狭窄・閉塞や肺コンプライアンスの低下が原因で換気障害から高二酸化炭素血症を生じ，低酸素血症を引き起こす可能性があります。

● 予防

　患者を聴診，触診して気道分泌物の有無を確認し，気管内吸引など早期に対応していくことが重要です。また，体位変換や処置の際は，人工呼吸器回路が屈曲したりつぶれたりしていないか適宜確認することが重要です。

アラームの設定と対応 こんな時どうする？

14 気道内圧低下

　気道内圧低下アラームは，吸気時に設定された圧まで達しない時に生じるアラームです。**気道内圧が低下した結果**，設定したTVを患者へ送ることができず，**患者が低換気となる危険性があるため注意が必要**です。

CheckPoint！

患者状態の観察
- ☐ RR，SpO_2，HR，BPといったバイタルサイン
- ☐ 呼吸様式の観察，胸郭の動き・左右差
- ☐ 呼吸音の聴診　　☐ ファイティングやバッキングの有無

人工呼吸器の確認
- ☐ TVの実測値　　☐ MV　　☐ PIP（最高気道内圧）
- ☐ 人工呼吸器回路の接続外れや破損がないか
- ☐ 気管チューブ・気切チューブのカフ漏れ

原因は何？
- ☐ 人工呼吸器回路の接続の外れ・ゆるみ・破損
- ☐ 気管チューブ・気切チューブのカフ漏れ
- ☐ 気管チューブ・気切チューブが抜けている
- ☐ VCVの場合は，肺コンプライアンスの上昇
- ☐ VCVの場合は，1回換気量の設定が少なすぎる
- ☐ 患者の強い吸気努力　　☐ アラーム設定が高すぎる

患者への対応

　気道内圧低下アラームが鳴動後は，患者の胸郭の動きを確認すると共に，TVが保たれているか確認が必要です。それまでの経過よりTVが減少している場合やバイタルサインが変化している場合は，人工呼吸器の設定変更，または徒手換気に切り替えつつ，原因を検索し対応します。気管チューブ・気切チューブのカフ漏れの

場合は，患者の声が漏れたりカフ圧の低下といったことで確認ができるため，適正なカフ圧にします。患者の吸気努力が強くて気道内圧低下アラームが鳴動する場合は，VCVの設定TVを上げるといった対応をし，患者の吸気努力に見合う換気量を送れるように対応します。

人工呼吸器の対応

人工呼吸気回路の接続外れや破損などの問題がないにもかかわらず，気道内圧が低下する場合には，速やかに徒手換気に切り替えます。徒手換気で問題なく換気が行える場合は，人工呼吸器本体のトラブルの可能性があるため，人工呼吸器本体を交換します。

起こり得る合併症

● 過換気症候群

気道内圧が低下する場合は，**患者の吸気努力に見合った1回換気量が人工呼吸器から送り込まれていないことが考えられます**。このような状況が続くと，患者の呼吸数は上昇し過換気となってしまうため，気道内圧低下が患者側の要因か，人工呼吸器側の要因かを速やかに確認することが重要です。

● 呼吸筋疲労

患者は不足している換気量を，吸気努力を強くしたり，呼吸数を増やしたりして補おうとするため，呼吸筋に負担がかかります。このような状態が続くと呼吸筋疲労を来し，人工呼吸器装着期間の長期化，ひいては人工呼吸器からの離脱困難という状況につながるため注意が必要です。

● 予防

気道内圧の低下では，人工呼吸器回路の接続の外れ・ゆるみ・破損などの人工呼吸器側の要因はすぐに発見が可能であり，回避が可能です。肺コンプライアンスの上昇（VCVの場合），1回換気量の設定が少ない（VCVの場合）といった患者側の要因は，グラフィック波形やループ波形，胸部X線写真，BGA（血液ガス分析）の結果などを合わせて，患者の呼吸状態をアセスメントしていくことが重要です。

アラームの設定と対応 こんな時どうする？

15 ガス供給アラーム・電源異常アラーム

　人工呼吸器は，駆動するための電源と患者へ供給する酸素と圧縮空気が適切に接続されていることが必要です。これが不適切な場合に鳴動するアラームが，ガス供給アラーム・電源異常アラームです。

CheckPoint!

ガス供給アラーム鳴動の原因
- ☐ パイピングと酸素ホース・圧縮ホースの接続外れ・ゆるみ・破損
- ☐ 人工呼吸器自体の故障
- ☐ 設備上の不具合

電源異常アラーム鳴動の原因
- ☐ 停電
- ☐ 電源コードが抜けている・接続忘れ
- ☐ バッテリーの消耗
- ☐ 人工呼吸器の故障

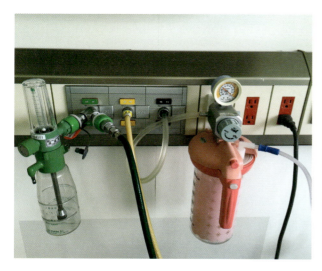
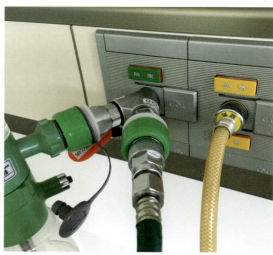

ガス供給アラームへの対応

　パイピングと酸素ホース・圧縮ホースの接続外れ・緩み・破損がないか確認します。これらの問題がなければ，人工呼吸器を交換します。

電源異常アラームへの対応

　電源コードが非常用電源にしっかりと接続されているか確認します。電源・電源コードに問題がなければ，人工呼吸器を交換します。

＊　＊　＊

　ガス供給アラーム・電源異常アラームのどちらも患者側の要因ではなく，機器側の要因・もしくは医療者側の要因が原因で生じます。そのため原因として考えられるものを確認し，問題がなければ，速やかに別の人工呼吸器に交換することが必要です。長時間の検査のために使用している人工呼吸器を一時的に移動させた場合や，新しい人工呼吸器に交換した後などは，特に電源や酸素ホース・圧縮ホースのコネクターが奥まで確実に接続しているかを注意して確認することが必要です。

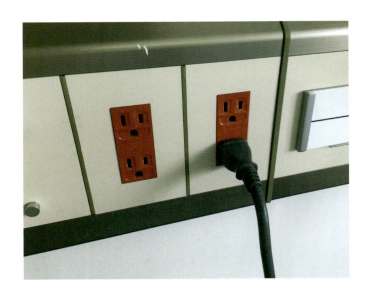

人工呼吸器装着患者の看護 どんなケアをする？

16 気管チューブの固定 〜予定外のチューブ抜去、スキントラブルを防ぐ

CheckPoint!

予定外のチューブ抜去、固定によるスキントラブルを防ぐために

どのように固定するか？	どこを観察するか？	日々のケアはどうするか？
☐ 必要物品の準備 ☐ 固定方法の確認	☐ 気管チューブの位置 ☐ 固定している皮膚の状態	☐ 固定位置の検討 ☐ テープ固定の方法

気管チューブ固定

　気管チューブの固定は、**気管チューブが抜けないこと**が一番の目的になります。確実に固定し気道確保を継続することが、患者にとって重要なことです。固定方法は、施設によってさまざまな方法がありますが、患者の状況に合わせて固定方法を選択します（**表1, 2**）。検討の要素には、患者の顔の骨格や皮膚の状態、患者の覚醒レベルに応じた固定の強度などが挙げられます。これらをベッドサイドで検討し実施することが、**予定外のチューブ抜去予防**、**スキントラブル予防**につながります。

表1　気管チューブ固定の必要物品例

固定用テープ、カフ圧計、バイトブロック、聴診器：気管チューブ固定用物品
清拭タオル、リムーバー、皮膚保護材：スキントラブル予防物品
バッグバルブマスク、気管吸引セット：緊急時使用物品

表2 気管チューブ固定方法の特徴

固定方法	メリット	デメリット
4面固定	固定力が最も強くチューブ抜去リスクの高い患者に有効	テープの接触面積が広いため，スキントラブルのリスクが高い
3面固定	1本の固定用テープで固定するため手技が早い	1本の固定用テープで固定するため，粘着力が落ちると剥がれやすい
2面固定	接地面積が少ないため，スキントラブルのリスクが低い	接触面積が少ないため，容易に剥がれやすい
チューブホルダー	・アジャスター付きで左右の移動が容易 ・皮膚保護材を使用して固定するためスキントラブルのリスクが低い	・デバイスが高価である ・皮膚保護材の固定位置に皮膚の脆弱化があると使用できない

気管チューブ固定時の注意

　気管チューブ固定や交換の際には，**気管チューブの深さ**に注意が必要です。挿入直後に胸部X線写真で先端位置を確認しますが，その後も継続して観察します。特に，チューブ固定位置を反対の口角に移動する際には注意が必要です。口角で同じ固定の長さでも，口腔内や咽頭部などでチューブが斜めになっていたり浮き上がってしまったりすると，先端位置が浅くなり抜けかかっている場合があるからです。

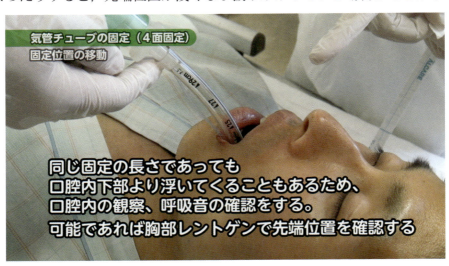

気管チューブの固定（4面固定）
固定位置の移動

同じ固定の長さであっても
口腔内下部より浮いてくることもあるため、
口腔内の観察、呼吸音の確認をする。
可能であれば胸部レントゲンで先端位置を確認する

人工呼吸器装着患者の看護 どんなケアをする？

17 カフ圧の確認 〜圧迫し過ぎ、リークトラブルを防ぐ

CheckPoint！

カフ圧を適正に保ちエアリークのトラブルを予防する
分泌物や吐物などの誤嚥による人工呼吸器関連肺炎を予防する

なぜカフ圧が必要か確認？	どのように確認するか？	どこを観察するか？
☐ カフ圧確認の必要性	☐ 必要物品の準備 ☐ 手技の確認	☐ 人工呼吸器の観察 ☐ 患者の観察

カフ圧の管理

　カフ圧の管理とは、気管壁と気管チューブの間の**リークを予防すること**です。リークがあると、吸気で送られる空気が漏れることで**換気量が低下**し期待される治療効果が得られなかったり、気道分泌物が垂れ込むことで誤嚥し**人工呼吸器関連肺炎**を引き起こしたりする可能性があります。これらを予防するために、カフ圧管理は重要になります。カフ圧管理で押さえておかないといけないことは、カフは自然と空気漏れが起こるということです。そのため、**8時間以内の間隔**でカフ圧を確認し**20〜30cmH₂O程度に保つ**ようにします（表1）。

表1 カフ圧確認の必要物品例

カフ圧計，三方活栓，
延長チューブ（耐圧チューブ），
5〜10mLのシリンジ

● カフ圧を20～30cmH₂O程度に設定する理由

　気管動脈の圧は，30～40cmH₂Oと言われています。そのため，これよりカフ圧が高圧になると気管動脈の血流が阻害され，気管壁の壊死を起こしやすくなります。カフ圧は，カフ圧計の接続を外す際に数cmH₂O低下すると言われています。また，時間経過と共に空気漏れも起こります。これらの理由でカフ圧は20～30cmH₂O程度が適正となります。

● カフ上部吸引付き大容量低圧カフの気管チューブ

　気管チューブには，カフ上部の吸引付きのものがあります。これは，分泌物が気道に垂れ込み，カフ上部に貯留した際に吸引するものです。貯留したすべてのものを吸引するのは困難ですが，気管への垂れ込み予防につながります。また，大容量低圧カフは，気道壁との接触面積が大きいため，垂れ込みの予防だけではなく，局所に圧がかかることを防ぐことができ，気管壁の壊死予防にもつながります。

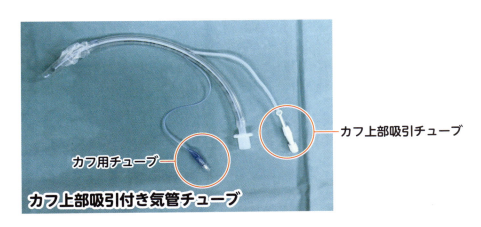

● 観察のポイント

　カフ圧が不足している場合には，患者の口腔内から人工呼吸器の吸気時に大きなリーク音が聞こえます。PEEPの値が高い設定では，吸気時に限らずリーク音がします。また，分泌物が溜まっている時には，うがいをしているような音がします。

　人工呼吸器では，1回換気量の吸気・呼気量が一致せず，リークが多い時には低換気のアラームが発生します。カフ圧確認の時間帯ではなくても，患者の呼吸音や人工呼吸器の画面を確認し，早期発見に努める必要があります。

人工呼吸器装着患者の看護 どんなケアをする？

18 気管吸引 〜適切な手順を覚えよう

CheckPoint！

気管吸引の適応を理解して実施する
気管吸引の種類と手順を理解する

気管吸引はなぜするのか？	気管吸引の実施方法は？	気管吸引終了後は何をするのか？
☐ 気管吸引の目的 ☐ 気管吸引が必要か確認する	☐ 気管吸引の種類を選択する ☐ 必要物品の準備 ☐ 実施手順の確認	☐ 患者の観察 ☐ 使用物品の整理

気管吸引

　気管吸引の目的は，自ら痰を喀出できない患者に貯留した分泌物を取り除くことで気道を開存しておくことです。そのためには，吸引できる位置（気管から気管分岐部の間）に分泌物があることを評価して気管吸引を実施する必要があります（**表1**）。これらの条件が満たされない場合には，気管吸引の効果は低く，実施することで気道粘膜損傷，肺胞の虚脱，低酸素血症などの合併症を併発させてしまいます（**表2，3**）。

表1 気管分岐部までに分泌物が貯留していることの評価方法

咳嗽反射：咳の出現は，分泌物が刺激となり誘発している可能性が高い
副雑音の聴取：第2肋間付近で聴取される場合は分泌物が貯留している可能性が高い
気道内圧の上昇：換気が分泌物により妨げられている可能性が高い
フロー曲線の変化：人工呼吸器のグラフィックモニターで曲線にブレが生じている
※以上の4点で評価する

表2 気管吸引の種類と違い

開放式気管吸引	・人工呼吸器の回路を外して実施するため，**換気が中断される** ・低酸素血症，肺胞虚脱の**リスクが高い** ・分泌物の飛散する可能性があり，感染の**リスクが高い**
閉鎖式気管吸引	・人工呼吸器の回路を接続したまま実施するため，**換気が中断されない** ・低酸素血症，肺胞虚脱の**リスクが低い** ・分泌物の飛散を回避でき，感染の**リスクが低い** ・消耗品の使用が少ない

表3 気管吸引実施時の注意点

吸引圧の調整	低酸素血症，肺胞虚脱予防のため吸引圧は**150～200mmHg**の範囲
チューブの挿入	気管分岐部を越えると片肺吸引となり**無気肺形成のリスクが上昇**
チューブの動き	上下に動かすことで**気管分岐部の損傷**
吸引前の酸素化	吸引による**低酸素血症の予防**
挿入時の陰圧	チューブを折り曲げて挿入し開放すると，陰圧が高くなり**気管壁損傷**
酸素化の確認	気管吸引時はSpO$_2$などで**酸素化を観察**しながら実施する

人工呼吸器装着患者の看護 どんなケアをする？

19 口腔ケア ～VAP（人工呼吸器関連肺炎）予防を考える

CheckPoint！

口腔ケアの目的を理解して実施する
口腔ケアによるリスクを予防して実施する

口腔ケアはなぜするのか？	口腔ケアの実施方法は？	口腔ケア時の観察点は？
☐ 口腔ケアの目的 ☐ 実施する間隔	☐ 必要物品の準備 ☐ 注意点の確認 ☐ 実施手順の確認	☐ 口腔内の観察ポイント ☐ 呼吸状態の観察

口腔ケア

　口腔ケアの目的は，口腔内を清潔に保つことで**上気道感染や誤嚥性肺炎を予防**することと**摂食・嚥下器官の廃用を予防**することです。人工呼吸器装着中の患者は，会話や摂食などの口腔機能がほとんどなく，唾液の分泌量低下や唾液中の免疫グロブリン量の低下が起こります。そのため，口腔内の自浄作用が低下して通常と異なる細菌叢が生息することにより，上気道感染や誤嚥性肺炎のリスクが高くなります。口腔ケアは，これらの予防のために**4時間間隔での実施**が望まれます。

● 口腔ケアの必要物品

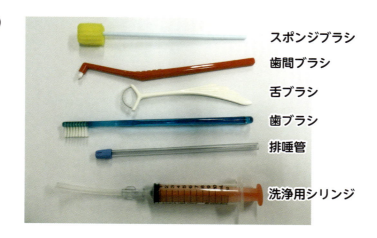

スポンジブラシ
歯間ブラシ
舌ブラシ
歯ブラシ
排唾管
洗浄用シリンジ

表1 口腔ケアの手順

1. 口腔内の観察（**表2**）・口唇と口腔内の保湿・廃用予防
2. 頸部をやや前屈し，側臥位で顔を横に向ける
3. カフ圧が適切か確認する
4. 開口し，口腔内が観察できる視野を確保する
5. ブラッシングの実施
6. 口腔粘膜と舌のケア
7. 吸引しながらの洗浄
8. 保湿剤の塗布

表2 口腔内の観察ポイント

- 口腔周囲の状態（口唇の乾燥や裂創の有無）
- 歯の状態（う歯，歯のぐらつき，歯垢の有無）
- 歯肉の状態（出血の有無，歯肉の色）
- 粘膜の乾燥（口腔内全体）
- 舌の状態と動き（舌苔，乾燥，萎縮，汚染）
- 嚥下反射の有無
- 口臭の有無と唾液の分泌
- 開口量

人工呼吸器装着中の口腔ケアの手順

表1の手順で口腔ケアを行います。

口腔内の乾燥予防

口腔内の乾燥は，細菌の繁殖，歯垢・舌苔などの付着，歯周病の進行，咀嚼・嚥下・構音などの障害，口臭，義歯が不安定になるなどの原因となります。そのため，口腔ケア時には乾燥の程度を観察し，ジェルタイプの保湿剤を使用，口腔内の水分蒸発予防でマスク装着などを行い，口腔内の乾燥予防に努めます。

呼吸状態の観察

口腔ケアは手順でも説明しましたが，顔の向きやカフ圧の確認を行い，**誤嚥予防に努めて**実施します。しかし，患者の体動や咳嗽などにより，誤嚥している場合もあります。その際に，呼吸音，SpO_2，換気量，人工呼吸器のグラフィック画面などを観察し，**分泌物の貯留や気道の閉塞などがないか確認**する必要があります。

人工呼吸器装着患者の看護 どんなケアをする？

20 体位調整
～褥瘡・下側肺障害予防など目的に合わせて実施

CheckPoint!

安全を確保しながら体位調整を実施する
目的に合った体位調整を実施する

体位調整はなぜ実施するのか？	目的に合わせた体位調整は？	体位調整時の観察点は？
☐ 体位調整の目的	☐ 褥瘡予防 ☐ 下側肺障害予防 ☐ 肺容量増大 ☐ 気道クリアランス	☐ 体位調整時の観察点と中止基準

体位調整

　体位調整は，過度の鎮静などによる患者の<u>回復遅延を予防するために</u>実施します。実施する際には，患者が体位調整の可能な全身状態であるかどうかを判断し，安全第一に実施しなくてはなりません。体位調整は，ルーチンでただ実施するのではなく，<u>実施する目的を明確</u>にしなくては効果が得られない場合もあります。実施した際は，患者の全身状態に悪影響がないか観察を行い，異常な変化がある場合には直ちに中止します。

● 体位調整の目的と方法

褥瘡予防：200mmHg以上の圧迫が2時間以上同一部位に持続しないように体位調整します。患者の状態によっては，2時間以内の体位調整が必要な場合もあるので，体位調整時に圧迫部位の皮膚の状態を観察し評価します。<u>基本的には30°程度の左右側臥位</u>で実施します。

下側肺障害予防：気道内の分泌物は，重力によって下側肺に移動し貯留してしまいます。そのため，聴診や胸部X線画像などを参考に評価し，体位調整の必要性を検討します。分泌物の排出を目的とするため，体位は腹臥位や前傾側臥位となります。この体位はチューブトラブルのリスクが高いため，注意が必要です。

肺容量増大：仰臥位でいると，重力の影響で腹部臓器が背側の横隔膜の運動を制限し肺の拡張が妨げられ，肺容量は減少します。そのため，ベッドアップすることで横隔膜を下がりやすくし，肺容量の増大を図ります。ベッドアップの角度は患者の状態に合わせながら実施し，可能であれば座位まで進めていきます。

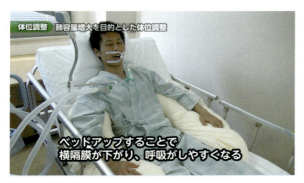
ベッドアップすることで横隔膜が下がり，呼吸がしやすくなる

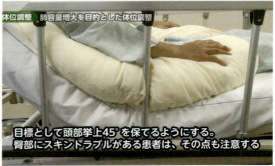
目標として頭部挙上45°を保てるようにする。臀部にスキントラブルがある患者は，その点も注意する

気道クリアランス：気道クリアランスは上記に記載した，腹臥位，前傾側臥位，ベッドアップ座位などによって分泌物の貯留や無気肺予防を行うことで達成されます。

●体位調整の中止基準

呼吸や循環動態の変化を目安に，体位調整を中止します。血圧や脈拍の著しい変化，心電図波形の変化，不整脈の出現，呼吸回数の増大，呼吸パターンの変化などがある場合には，直ちに元の体位に戻します。

●体位調整時のROM運動

体位調整時にはROM運動も実施し，関節可動域の低下，関節拘縮，筋力の低下などの予防を図ります。違う機会に時間をとって実施しようとしても，他の患者や処置などもあり，継続して実施するのが困難になります。体位調整の度に少しずつでも継続して実施することが有効です。

参考文献［人工呼吸器装着患者の看護 どんなケアをする？：16〜20］
1）道又元裕監修，露木菜緒編：はじめてでも使いこなせる・すぐ動ける 人工呼吸器デビュー，学研メディカル秀潤社，2014．
2）露木菜緒：初めての人が達人になれる 使いこなし人工呼吸器，南江堂，2012．

離脱で注意すべきことは？

21 離脱へのアプローチとSBTの実際 〜ケアをどう促進するか，覚醒時に起こるトラブルへの対処

人工呼吸器離脱へのアプローチ

　人工呼吸器のウィーニングとは，人工呼吸器に頼った状態から少しずつ人工呼吸器のサポートを減らし，やがて完全な自発呼吸に切り替えていく過程を指しています。**ウィーニング開始時には自発呼吸が増加し，さまざまな生理的な変化が生じます。**横隔膜を含めた呼吸筋への血流が増加することに対して心拍出量を増やすことで代償しようとしますが，代償しきれないと相対的に肝臓や腎臓への血流不足を引き起こすため，注意が必要です。

CheckPoint!

患者状態の観察
- ☐ 原疾患が改善しているか
- ☐ 人工呼吸器使用中の患者の呼吸状態が安楽か
    - ☐ RR，SpO_2，HR，BPといったバイタルサインに問題がない
    - ☐ 努力呼吸の有無や呼吸補助筋の使用の有無
    - ☐ 呼吸困難感などの呼吸に対する患者の訴えの有無
    - ☐ 患者の表情や言動
    - ☐ 鎮静薬や鎮痛薬の使用量
    - ☐ PaO_2，$PaCO_2$，P/F ratio，RSBIを評価

P/F ratio
＝PaO_2（動脈血酸素分圧：mmHg）/FiO_2（吸入気酸素濃度）
300未満は酸素化が障害されていると判断する基準

RSBI（rapid shallow breathing index：浅速呼吸係数）
＝f（呼吸数：回/分）/TV（1回換気量：L）
基準値：RSBI≦100〜105

- ☐ 人工呼吸器使用中の患者の呼吸状態が安楽か
- ☐ 人工呼吸器のモード・設定と患者状態からウィーニングが可能か
    - ☐ 患者の自発呼吸の有無
    - ☐ PSVやCPAPなど患者の自発呼吸を主体とする人工呼吸器のモードか
- ☐ ウィーニング開始前後で，採血データなどから肝機能・腎機能に問題が認められない
- ☐ 人工呼吸器から離脱・抜管に向けて，自発覚醒トライアル（Spontaneous Awakening Trial：SAT※）を実施し，患者の覚醒レベルを評価する

※SAT　鎮静薬を中止または減量し，自発的に覚醒が得られるか評価する試験（**表1**）。麻薬などの鎮痛薬は中止せずに継続し，気管チューブによる苦痛を最小限にすることも考慮する。観察時間は30分から4時間程度を目安とする。鎮静スケール（RASSなど）を用いて覚醒の程度を評価する。

人工呼吸器の確認

- ☐ 適宜，人工呼吸器の設定が変更されるため，医師の指示に基づく設定となっているか確認
- ☐ 鎮静薬・鎮痛薬の減量に伴う患者の覚醒レベルの変化から計画外抜去とならないように，チューブ類の固定を確認
- ☐ 患者の体動に対応できるように，人工呼吸器の回路に余裕を持たせる

覚醒時に起こるトラブル

- ☐ 不意な患者の体動によるルート類の予定外抜去
- ☐ 気管チューブ・気切チューブの苦痛に伴う自己抜去
- ☐ せん妄や状況を認識できないことに対する興奮状態

表1 SAT開始安全基準とSAT成功基準

〈SAT開始安全基準〉

以下の状態でないことを確認する。基準に該当する場合はSATを見合わせる。
- ☐ 興奮状態が持続し，鎮静薬の投与量が増加している
- ☐ 筋弛緩薬を使用している
- ☐ 24時間以内の新たな不整脈や心筋虚血の徴候
- ☐ 痙攣，アルコール離脱症状のため鎮静薬を持続投与中
- ☐ 頭蓋内圧の上昇
- ☐ 医師の判断

〈SAT成功基準〉

①②ともにクリアできた場合を「成功」，できない場合は「不適合」として翌日再評価とする。
① RASS：−1〜0
  口頭指示で開眼や動作が容易に可能である。
② 鎮静薬を中止して30分以上過ぎても，以下の状態とならない
- ☐ 興奮状態
- ☐ 持続的な不安状態
- ☐ 鎮痛薬を投与しても痛みをコントロールできない
- ☐ 頻呼吸（呼吸数≧35回/分5分間以上）
- ☐ SpO_2＜90％が持続し対応が必要
- ☐ 新たな不整脈

Girard TD, Kress JP, Fuchs BD, Thomason JW, Schweickert WD, Pun BT, et al. Efficacy and safety of a paired sedation and ventilator weaning protocol for mechanically ventilated patients in intensive care (Awakening and Breathing Controlled trial): a randomised controlled trial. Lancet. 2008;371(9607):126-34. Epub 2008/01/15.

患者の覚醒レベルを促すケア

- 鎮静スケールを使用して，患者の鎮静状況・覚醒状況を多職種で検討する
- 毎日，人工呼吸器が離脱できるか多職種で検討し，離脱に向けた介入を実施する
- 患者に必要な鎮痛・鎮静薬の選択，使用方法を多職種で検討する
- 体位変換，除圧マット類などを用いて安静によって生じる苦痛を軽減する
- 気管チューブによる疼痛や術後疼痛など患者が感じている疼痛を，患者とコミュニケーションが取れる場合はVASやNRSで評価し，コミュニケーションが取れない場合は，しかめ面などの表情，上肢の屈曲状態，人工呼吸器との同調性をスコア化したBPS（Behavioral Pain Scale）（表2）を使用して評価して介入を図る

表2 BPS

	様子	Score
表情	穏やか	1
	少し緊張	2
	緊張（きつく目を閉じるなど）	3
	しかめ面	4
上肢	無動	1
	少し曲げる	2
	大きく曲げ，指も曲げる	3
	常に縮んだ姿勢	4
人工呼吸器	問題なし	1
	咳き込むことはあるが，通常は問題ない	2
	咳き込んで呼吸器と同調しない	3
	換気が常にできない	4

日本呼吸療法医学会人工呼吸中の鎮静ガイドライン作成委員会：人工呼吸中の鎮静のためのガイドライン，2007.より引用，一部改編

せん妄のモニタリングとマネジメント

- 人工呼吸器装着中から端座位や立位など可能な限り早期離床に向けて介入を図る
- 筆談や文字ボードなどを使用して患者とのコミュニケーションを確立する
- 患者が現状を理解できるようにオリエンテーションを行う
- 患者が休息を得られるように照明や騒音などベッド周辺の環境を調整する
- 日常生活のリズムを整え，睡眠が十分に得られるように調整する
- 患者と家族が過ごせる時間を調整する

緊急時の準備

- 予定外抜去など緊急時に備え，徒手換気や再挿管に必要な器具を準備
- 状況に応じてNPPVを含む酸素療法デバイスを使用できるように準備

SBTの実際

自発呼吸トライアル（spontaneous breathing trial：SBT）とは，ある一定の時間，患者の自発呼吸の状態を確認し，人工呼吸器からの離脱が可能か判断することです。

CheckPoint！
- ☐ SBT開始前に，SBT開始安全基準（表3）をもとに患者の状態がSBT（表4）に耐え得る状態か判断する
- ☐ SBT開始直後から30分は，SBT成功基準（表5）をもとに患者のそばで状態を観察する
- ☐ SBT開始15〜30分後に動脈血液ガス分析を評価する
- ☐ SBT実施中，バイタルサインを確認する
- ☐ 呼吸困難感など患者の自覚症状を観察する

起こり得る合併症

人工呼吸器のサポートを得ていた時と比較して，自発呼吸を維持することで，患者の呼吸仕事量は増大し，患者は呼吸困難感などの自覚症状を感じる場合があります。呼吸困難感は場合によっては死を連想させるほどの苦痛であり，患者の自覚症状や精神面の変化に注意をすることが必要です。

表3 SBT開始安全基準

原疾患の改善を認め，①〜⑤をすべてクリアした場合，SBTを行う。それ以外はSBTを行う準備ができていないと判断し，その原因を同定し対策を講じたうえで，翌日再度の評価を行う。

①酸素化が十分である
- □ $FIO_2 \leq 0.5$ かつ $PEEP \leq 8\,cmH_2O$ のもとで $SpO_2 > 90\%$

②血行動態が安定している
- □ 急性の心筋虚血，重篤な不整脈がない
- □ 心拍数 ≦140bpm
- □ 昇圧薬の使用について少量は許容する（DOA≦5μg/kg/min　DOB≦5μg/kg/min，NAD≦0.05μg/kg/min）

③十分な吸気努力がある
- □ 1回換気量 > 5 mL/kg
- □ 分時換気量 < 15 L/分
- □ Rapid shallow breathing index（1分間の呼吸回数/1回換気量L）<105/min/L
- □ 呼吸性アシドーシスがない（pH>7.25）

④異常呼吸パターンを認めない
- □ 呼吸補助筋の過剰な使用がない
- □ シーソー呼吸（奇異性呼吸）がない

⑤全身状態が安定している
- □ 発熱がない
- □ 重篤な電解質異常がない
- □ 重篤な貧血を認めない
- □ 重篤な体液過剰を認めない

MacIntyre NR, Cook DJ, Ely EW, Jr., Epstein SK, Fink JB, Heffner JE, et al. Evidence-based guidelines for weaning and discontinuing ventilatory support: a collective task force facilitated by the American College of Chest Physicians; the American Association for Respiratory Care; and the American College of Critical Care Medicine. Chest. 2001;120(6 Suppl):375S-95S. Epub 2001/12/18.
Boles JM, Bion J, Connors A, Herridge M, Marsh B, Melot C, et al. Weaning from mechanical ventilation. Eur Respir J. 2007;29(5):1033-56. Epub 2007/05/02.
NIH NHLBI ARDS Clinical Network Mechanical Ventilation Protocol Summary. 2000: http://www.ardsnet.org/system/files/Ventilator Protocol%Card.pdf.
日本集中治療医学会．人工呼吸関連肺炎予防バンドル2010改訂版：http://www.jsicm.org/pdf/2010VAP.pdf.

表4 SBTの方法

- □ 患者が以下の条件に耐えられるかどうかを1日1回，評価する。
- 条件：吸入酸素濃度50％以下の設定で，$CPAP \leq 5\,cmH_2O$（$PS \leq 5\,cmH_2O$）またはTピース30分間継続し，以下の基準で評価する（120分以上は継続しない）。耐えられなければ，SBT前の条件設定に戻し，不適合の原因について検討し，対策を講じる。

日本集中治療医学会，日本呼吸療法医学会，日本クリティカルケア看護学会：人工呼吸器離脱に関する3学会合同プロトコル，2015.

表5 SBT成功基準

- □ 呼吸数 <30回/分
- □ 開始前と比べて明らかな低下がない（たとえば $SpO_2 \geq 94\%$，$PaO_2 \geq 70\,mmHg$）
- □ 心拍数<140bpm，新たな不整脈や心筋虚血の徴候を認めない
- □ 過度の血圧上昇を認めない

以下の呼吸促迫の徴候を認めない（SBT前の状態と比較する）
- □ 呼吸補助筋の過剰な使用がない
- □ シーソー呼吸（奇異性呼吸）
- □ 冷汗
- □ 重度の呼吸困難感，不安感，不穏状態

日本集中治療医学会，日本呼吸療法医学会，日本クリティカルケア看護学会：人工呼吸器離脱に関する3学会合同プロトコル，2015.

引用・参考文献
1) 日本集中治療医学会，日本呼吸療法医学会，日本クリティカルケア看護学会：人工呼吸器離脱に関する3学会合同プロトコル，2015.
2) 日本呼吸療法医学会人工呼吸中の鎮静ガイドライン作成委員会：人工呼吸中の鎮静のためのガイドライン，2007.

離脱で注意すべきことは？

22 抜管の準備と観察 〜フィジカルアセスメント，呼吸苦などの早期発見

抜管時に注意すべきこと

気管チューブの抜管時は，喉頭痙攣や喉頭浮腫といった上気道の合併症の危険性があります。特に，48時間以上の長期挿管，大口径の気管チューブの使用，挿管が困難だった症例，外傷症例の場合などは注意が必要です。また，人工呼吸による陽圧換気がなくなることでの身体の影響を考慮して，患者の全身状態をアセスメントすることが必要です。

CheckPoint!

抜管前

- ☐ ウィーニング中やSBT中の患者のバイタルサインの変化
- ☐ 気管内吸引時の咳嗽反射の有無，抜管後の自力での痰の喀出が可能か患者の咳嗽力を評価
- ☐ 覚醒レベル・意思の疎通を図ることができるか評価
- ☐ チューブを抜去後に上気道の浮腫や狭窄が発生するリスクがあるか

  危険因子の存在が明白，あるいは複数存在する場合には，カフリークテスト（表1）等により危険性を評価することが望まれる。

抜管後

- ☐ バイタルサインの変動
- ☐ PaO_2，$PaCO_2$の推移を確認
- ☐ 胸郭の動き・左右差の有無・呼吸音の聴診
- ☐ 頸部の上気道の呼吸音を聴診しストライダー（吸気時に聴取される上気道の狭窄音）の有無を観察する
- ☐ トラキアルタッグ※やシーソー呼吸がないか観察する

- ☐ 補助呼吸筋を用いた努力様呼吸となっていないか，鎖骨上窩や肋間の陥没などが認められないか観察する
- ☐ 陽圧呼吸がなくなることで呼吸不全や心不全など患者の病態が悪化していないかアセスメントする

※トラキアルタッグ（tracheal tug）　吸気時に高い陰圧がかかることで喉頭（輪状軟骨）が下方に引っ張られること，吸気努力が強い時や上気道閉塞時に見られるサイン

抜管時の準備

- ☐ 救急カート，バッグバルブマスク，ジャクソンリース回路といった再挿管や徒手換気で使用できる機器を準備
- ☐ 抜管後の患者の呼吸状態を考慮して酸素療法器具を準備する。必要時は非侵襲的陽圧換気（noninvasive positive pressure ventilation：NPPV）や高流量酸素療法（high flow therapy）デバイスを準備

表1　カフリークテスト

カフリークテストの手順と評価方法：以下に標準的な手法を示す。
　カフリークテストは，気管チューブのカフエアを注入した状態の1回換気量（Vt1）と，カフエアを脱気した状態の1回換気量（Vt2）を測定し，「Vt1−Vt2」を算出することにより，上気道の狭窄がないかを予測する検査である。上気道狭窄が存在する場合には，この値が小さくなる。

方法：次に示す手順でリークを測定する。
　①テストによる誤嚥を防ぐため，口腔内吸引，気管吸引を十分に行う
　②人工呼吸器設定は調節呼吸（A/C：assist control）とする
　③カフを入れた状態で吸気呼気のVt1を，人工呼吸器モニターを用いて測定・記録する
　④気管チューブのカフを抜く
　⑤患者の呼吸状態が安定したところで，連続6呼吸サイクルの呼気Vtを人工呼吸モニターで計測し記録する
　⑥⑤の値のうち低いほうから3サイクルの測定値の平均値Vt2を算出する

評価基準：カフリークボリューム（Vt1−Vt2）が110mL以下，もしくは前後の変化率（Vt1-Vt2）/Vt1が10％以下の場合は陽性と判断し，抜管後上気道狭窄の発生が予測される。

（注意）カフリークテストの目的は，抜管後上気道狭窄の有無を見極めることであり，リスクの判別である。また，本テストの感度は高いものの特異度は決して高くなく，実施方法も施設間で多少異なる。したがって，カフリークテストは抜管の必須項目ではない。抜管の決定は，多職種により協議により行うことが望ましい。

日本集中治療医学会，日本呼吸療法医学会，日本クリティカルケア看護学会：人工呼吸器離脱に関する3学会合同プロトコル，2015.

起こり得る合併症

　気管チューブの抜管直後は，再挿管を必要とする患者状態の変化が孕んでいます。そのため，抜管前から再挿管の危険性を考えて，患者状態をアセスメントすることが必要です。**再挿管の超高リスクとしては，主に上気道に問題があり，抜管直後の再挿管を想定する場合**が挙げられます。喉頭から上気道の浮腫残存が否定できない場合や，気道アクセス制限，気道確保困難症などは注意が必要です。上部気道や頸椎手術後，開口困難症例や頸部に血腫があるといったように物理的に気道閉塞・狭窄を来す可能性がある場合，カフリークテスト陽性などの危険因子が一つでもあると再挿管の超高リスク群です。

　再挿管の高リスクとしては，抜管後呼吸不全が徐々に進行し，再挿管が危惧される場合が挙げられます。気道浄化を維持できない場合や呼吸筋疲労，PEEPに依存している場合などは注意が必要です。咳嗽反射が不十分，頻回な気管吸引や口腔内吸引を要する場合，3回以上のSBT失敗症例，COPDなどの危険因子が2つ以上あると再挿管の高リスク群です。

　どの危険因子もない場合は，再挿管低リスクとして考えますが，各施設の特徴やそれまでの経験に応じて，患者のリスクを検討していくことが必要です。

引用・参考文献
1）日本集中治療医学会，日本呼吸療法医学会，日本クリティカルケア看護学会：人工呼吸器離脱に関する3学会合同プロトコル，2015.

疾患別人工呼吸器管理とケア 患者のどこをチェックする？

23 肺炎患者

患者紹介

　70代，男性。数日前より咳嗽と喀痰の増加を自覚し自宅で様子を見ていたが，早朝に悪寒と38.0℃台の発熱，呼吸困難感を生じたため受診。room airでSpO$_2$ 88％，胸部X線写真上，右下肺野に浸潤影が認められたため入院となる。入院後，酸素マスク5L/分でSpO$_2$ 93〜95％で経過し，抗菌剤が投与されていたが，某日夜間に呼吸困難感の増強，チアノーゼを呈し，リザーバーマスク15L/分でSpO$_2$ 85％，PaO$_2$ 54mmHgに低下，PaCO$_2$ 62mmHgに上昇し，右中・下肺野にかけての浸潤影の拡大が認められた。意識レベルの低下から自力での痰の喀出が困難であり，気管挿管後，人工呼吸器管理となる。

CheckPoint！

- □ 人工呼吸器の適応
- □ 酸素化の改善に向けての人工呼吸器設定
- □ 人工呼吸器の循環動態に及ぼす影響
- □ 治療と日々の看護ケア
- □ 人工呼吸器の離脱基準

肺炎とは，呼吸不全とは

　肺炎とは，肺胞を主病変部とする急性の感染症です。日常生活で罹患する市中肺炎では，細菌性が多いと言われ，また，入院後48時間以上経過して発症した肺炎は院内肺炎と呼ばれます。咳嗽や喀痰（膿性喀痰），発熱などが主な症状で，胸部X線写真上で浸潤影が認められ，病変部に一致して，粗い断続性副雑音（coarse crackle）が聴取されることが多いです。

呼吸不全とは，室内吸入気時のPaO$_2$が60mmHg以下となる呼吸障害，またはそれに相当する呼吸障害を呈する異常状態[1]）を言い，Ⅰ型呼吸不全とⅡ型呼吸不全に分類されます（**表1**）。

表1 呼吸不全の分類

> Ⅰ型呼吸不全：PaCO$_2$が正常
> Ⅱ型呼吸不全：PaCO$_2$が45mmHg以上

人工呼吸器の適応

肺炎に伴う酸素化の悪化の場合，患者のSpO$_2$や血液ガス分析の結果に応じて，酸素マスクなどの酸素療法デバイスが選択されます。それでも酸素化の改善を認めない場合，または換気障害が進行する場合，自力での痰の喀出が困難な場合などで，患者の全身状態，自宅での生活状況や今後の人工呼吸器からの離脱の可能性などを十分に検討した上で気管挿管，人工呼吸器管理が選択されます。

酸素化改善に向けての人工呼吸器設定

低酸素血症を改善することと，気道分泌物などの影響で生じる無気肺（**図1**）や肺炎によって引き起こされる換気障害を改善することを目標に設定します。

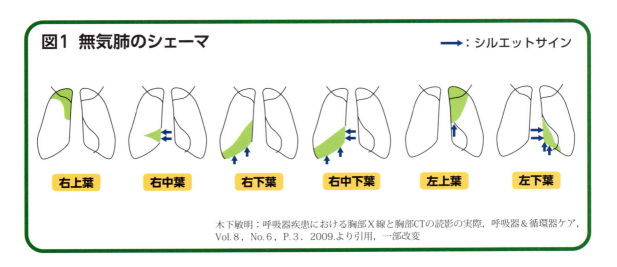

図1 無気肺のシェーマ　　→：シルエットサイン

右上葉　右中葉　右下葉　右中下葉　左上葉　左下葉

木下敏明：呼吸器疾患における胸部X線と胸部CTの読影の実際，呼吸器＆循環器ケア，Vol.8，No.6，P.3．2009.より引用，一部改変

治療と日々の看護ケア

肺炎における人工呼吸器管理のポイントは，低酸素血症の改善を図ることと，気道浄化を図ることです。酸素化が改善されないからといって高いFiO_2の設定で管理をしていると，高濃度酸素投与による肺障害や吸収性無気肺といった弊害を生じます。そのため可及的速やかに$FiO_2$0.5以下となるようにPEEPをはじめ人工呼吸器設定を検討することが必要です。

また，病変が片肺に限局している肺炎では，患側を下にした側臥位（事例の場合は右側臥位）で酸素化が悪化することがあります。これは，換気血流不均等が原因です。本来，生体は肺胞換気量と肺血液量が一定のバランスを保っています。しかし，疾患的な理由で換気と血流のバランスが崩れることで，換気と血流のバランスに不均等が生じます。臥位では下側になっている方に血流が多くなります。肺炎などの病変で死腔が増えている患側（事例の場合は右肺）が，血流が多くなる下側になると，十分に酸素化・換気がされない状態で血液が循環することとなり，酸素化が悪化します。そのため患側を下にする側臥位が必要な場合は，事前に医師と相談してFiO_2を増やすことを検討することが必要です。また，褥瘡予防という観点で患側を下にした側臥位しようとするのであれば，仰臥位と健側側臥位の2方向の体位変換に加えて，短時間に体位の角度を少しずつ変化させて除圧させるなどスモールチェンジを実施し，あえて酸素化が悪化するような体位にしないという判断も必要です。

気道浄化ということでは，肺炎による気道分泌物を効果的に除去するために体位排痰法を実施し，末梢の気道から分泌物の排出を促進することも必要です（図2）。

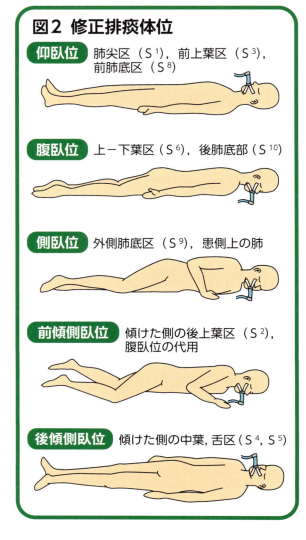

図2 修正排痰体位

- **仰臥位**：肺尖区（S^1），前上葉区（S^3），前肺底区（S^8）
- **腹臥位**：上－下葉区（S^6），後肺底部（S^{10}）
- **側臥位**：外側肺底区（S^9），患側上の肺
- **前傾側臥位**：傾けた側の後上葉区（S^2），腹臥位の代用
- **後傾側臥位**：傾けた側の中葉，舌区（S^4，S^5）

表2 異常呼吸音

異常呼吸音	観察のポイント
細かい断続性副雑音 (fine crackle)	パリパリという細かい破裂音で、吸気時にも起こる。線維化し弾力性を失った肺胞が膨らむ時に鳴る音と考えられ、末梢レベルのトラブルが示唆され、呼気時に閉塞した末梢気道が吸気により開放したために生じる。気道内の貯留物とは無関係のため、咳払いをしても消失しないことも特徴。
粗い断続性副雑音 (coarse crackle)	ブクブクという低く長めの音で、吸気時・呼気時を通して聴こえる。気道内の湿気の中を空気が通過し、水をはじくように鳴る音と考えられ、局所に水分が増加し、気道内の増加した分泌物の中で気泡が破裂することによって生じる。
低調性連続性副雑音 (rhonchi)	比較的低めの"いびき"のような連続音。気道狭窄により狭まった場所を、空気が通過することによって起こる。気管や主気管支などの太い中枢性気道を部分的に狭めていることにより生じる。
高調性連続性副雑音 (wheeze)	高めの連続音で、気道狭窄によってできた小さな穴を空気が通過する時に起こる。比較的太い気管支の内腔を狭窄したために、乱流が生じることにより起こる。
胸膜摩擦音 (pleural friction rub)	ギュッギュッといった擦れ合うような音で、胸壁の表面近くから聴こえる。「炎症で荒れた胸膜表面同士の擦れ合い」によって生じた音で、胸部前面あるいは側面の下部の胸郭が最も拡張する部位で明瞭に聴こえることが多い。

山内豊明：フィジカルアセスメントガイドブック―目と耳でここまでわかる（第2版），P.84，85，医学書院，2011.を参考に筆者作成

　患者の呼吸をアセスメントする上では、呼吸音の聴診は欠かせません（**表2**）。しかし、副雑音が聴取されないからといって問題がないわけではありません。正常呼吸音が適切な位置で聴取されているのかを確認することで必要です（**表3**，**図3**）。肺胞呼吸音が聴診できる部位で、本来であれば聴こえるはずのない、気管支音が聴診されるような場合は、肺炎で肺実質に水分が多くなったり、無気肺になることで、音が異常に伝わりやすい状態になっている可能性を示しています。このことを気管支呼吸音化と言います。肺胞呼吸音が消失し気管支呼吸音化しているような場合では、その部位での換気が障害されている可能性が考えられます。そのため、気道分泌物の影響で換気が障害されている場合には、気管吸引や体位排痰法を実施したり、場合によっては離床を図るような介入が必要です。

表3 正常呼吸音

山内豊明：フィジカルアセスメントガイドブック―目と耳でここまでわかる（第2版），P.90，医学書院，2011.

音	吸気と呼気の長さ	音の図示*	音調	強度	正常存在部位
気管（支）音	吸気＜呼気 1：2	∧	高調	大きい	気管直上とその周囲
気管支肺胞音	吸気＝呼気 1：1	∧	中音調	中程度	前胸部：第2，第3肋間の左右の胸骨縁 背部：第1〜4肋間の正中から肩甲骨内側縁にかけて
肺胞音	吸気＞呼気 2.5：1	∧	低調	軟らか	肺野末梢

＊線の長さが音の長さ，太さが音の強さ，傾斜が音の高さ（右上りは吸気，右下りは呼気）を表す．

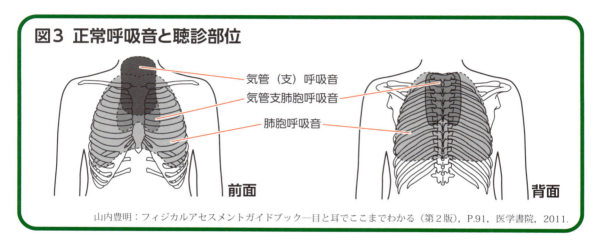

図3 正常呼吸音と聴診部位
気管（支）呼吸音
気管支肺胞呼吸音
肺胞呼吸音
前面　背面

山内豊明：フィジカルアセスメントガイドブック―目と耳でここまでわかる（第2版），P.91，医学書院，2011.

人工呼吸器の離脱基準

　人工呼吸器からの離脱は，原疾患である肺炎が治癒または改善していることが大前提です．さらに，酸素化・換気能力ともに改善し，患者の呼吸状態が安定している場合に人工呼吸器からの離脱が行われます．また，肺に炎症が存在するということでは，気道分泌物を効果的に除去し，気道浄化を保つことが必要であるため，患者の咳嗽力を評価し，自力での排痰が可能か否かを評価することが離脱に向けて必要な視点です．

引用・参考文献
1）3学会合同呼吸療法認定師認定委員会：第14回3学会合同呼吸療法認定士認定講習会テキスト，2009．
2）山内豊明：フィジカルアセスメントガイドブック目と耳でここまでわかる（第2版），医学書院，2011．
3）木下敏明：呼吸器疾患における胸部X線と胸部CTの読影の実際，呼吸器＆循環器ケア，Vol.8，No.6，P.3．2009．
4）芝田香織：体位変換・体位排痰のエビデンス，呼吸器ケア，Vol.5，No.2，P.57〜62，2007．

疾患別人工呼吸器管理とケア 患者のどこをチェックする?

24 急性心不全患者

患者紹介

60代，男性。半年前に急性心筋梗塞を患い経皮的冠動脈形成術を受けた。その後内服薬の調整を行って退院し，社会復帰していたが，呼吸困難を訴え救急外来に搬送された。搬送時酸素投与されていたが改善なく，胸部X線写真，心臓超音波検査結果から急性心不全と診断される。直ちにNPPV（非侵襲的陽圧換気）を装着するが改善が認められず気管挿管となった。

CheckPoint!

人工呼吸器の適応	治療と日々の看護ケア
☐ どのような患者に人工呼吸器が適応になるのか	☐ 毎日の看護師の役割は？

酸素化の改善に向けての人工呼吸器設定	人工呼吸器の離脱基準
☐ どの設定が重要になるのか	☐ 人工呼吸器はいつ離脱できるのか

人工呼吸器の循環動態に及ぼす影響
☐ 人工呼吸器によって患者の循環動態はどうなるのか

急性心不全とは

急性心不全とは，「心臓に器質的および／あるいは機能的異常が生じて急速に心ポンプ機能の代償機転が破綻し，心室拡張末期圧の上昇や主要臓器への灌流不全を来し，それに基づく症状や徴候が急性に出現，あるいは悪化した病態」を言います。

人工呼吸器の適応（表1）

急性心不全患者で呼吸困難を訴える場合には，酸素マスクなど用いて酸素吸入を開始します。その後PaO₂が80mmHg（SaO₂95％）未満，またはPaCO₂が50mmHg

表1 急性心不全における呼吸管理

- 酸素投与（$SaO_2>95\%$，$PaO_2>80mmHg$を維持）
- 酸素投与で無効の場合NPPV
- NPPV抵抗性，意識障害，喀痰排出困難な場合の気管内挿管による人工呼吸管理
- NPPVが実施できない場合の気管内挿管による人工呼吸管理

以上の場合や頻呼吸，起座呼吸などの症状が改善しない場合や悪化する場合には，速やかにNPPVを開始します。NPPVや肺うっ血に対する処置でも呼吸状態などが改善しない，または意識障害や喀痰喀出困難な患者に対しては，気管挿管による人工呼吸管理が適応になります。

酸素化改善に向けての人工呼吸器設定

急性心不全患者は，急性肺水腫が出現し呼吸困難を訴えることが多くあります。そのため，ほかに呼吸状態を悪化させる要因がない場合，人工呼吸器は，肺水腫を軽減することを目標に設定します。

● 肺水腫とは

肺水腫とは，肺の血管外の間質や肺胞に水分が貯留した状態を言います。その結果，肺間質の浮腫による肺胞の膨らみの悪化，末梢気道の閉塞などが出現し，換気血流比不均衡や肺容量の低下となり呼吸状態が悪化します。そのため，呼吸器設定のPEEPが重要になります。PEEPによって肺胞の虚脱を防ぎ，肺容量が確保でき，また，気道内圧が上昇するため胸腔内圧が上昇し，肺血流を減少させることができます。肺血流が減少することで水分の貯留を未然に防ぐことにつながります。

人工呼吸器の循環動態に及ぼす影響

人工呼吸器を装着することで，患者の循環動態に大きな影響を及ぼす場合があります。その影響は，状態によってメリットにもデメリットにもなるため観察が重要になります。

陽圧換気が行われることによって，胸腔内圧が上昇します。その結果，静脈還流が減少して右心室に流れてくる血液量が減少し前負荷が軽減します。吸気時間の設定が長くなると，吸気時に胸腔内圧が上昇するため前負荷はさらに軽減します。

また，換気以外にもPEEPによる影響があります。PEEPは胸腔内圧を上昇させる

図 心不全の胸部X線写真

①cephalization（角出し像）：肺尖部への血流の再分布所見（肺静脈圧15〜20mmHg）
②perivascular cuffing（肺血管周囲の浮腫）：間質性肺水腫所見（肺静脈圧20〜30mmHg）
③Kerley's B：間質性肺水腫所見（肺静脈圧20〜30mmHg）
④Kerley's A：間質性肺水腫所見（肺静脈圧20〜30mmHg）
⑤Kerley's C：間質性肺水腫所見（肺静脈圧20〜30mmHg）
⑥peribronchial cuffing（気管支周囲の浮腫）：間質性肺水腫所見（肺静脈圧20〜30mmHg）
⑦vanishing tumor（一過性腫瘤状陰影）：肺胞性肺水腫所見（肺静脈圧30mmHg以上）
⑧butterfly shadow（蝶形像）：肺胞性肺水腫所見（肺静脈圧30mmHg以上）
⑨⑩costophrenic angle（肋骨横隔膜角）の鈍化：胸水
⑪上大静脈の突出

ため，肺血管抵抗が増大し，左室への血液充満を減少させ，心拍出量を減少させます。さらに，肺の伸展は交感神経の活動にも影響するため，交感神経の活動が抑制されると，心拍数や血圧の低下にも影響する場合があります。

治療と日々の看護ケア

急性心不全患者の人工呼吸器管理では，肺水腫の改善まで循環動態を観察しながら水分バランスを整えることがポイントとなります。また，呼吸状態の改善を待つ間に，合併症などが出現しないように注意しなくてはなりません。

人工呼吸器は，前述したように循環動態に影響を及ぼします。そのような状況下で，薬物療法として利尿剤が頻用されます。利尿剤の使用により呼吸状態の改善が図れますが，循環血液量にも影響を与えるため血圧や脈拍の変動に注意が必要です。また，電解質の変化から不整脈が出現する可能性があるため，モニター心電図の観察も重要となります。呼吸状態は，治療の効果を評価するために継続して観察します。呼吸音の聴取や痰の性状や量を評価するのは看護師の重要な役割です。さらに，胸部X線写真も継続して観察します（図）。肺水腫では泡沫状の痰が喀出されるため，適宜気管吸引が必要になります。痰が貯留すると，呼吸器回路やフィルターの汚染につながるため注意します。

人工呼吸器の離脱基準

呼吸状態の改善が認められた場合，人工呼吸器の離脱が行われます。その基準は，SBTの開始安全基準（P.48参照）に基づきます。

疾患別人工呼吸器管理とケア 患者のどこをチェックする？

25 手術後患者

患者紹介

50代，女性。腹部大動脈瘤に対して開腹手術による人工血管置換術を行った。手術中に大きなトラブルはなく3時間で手術は終了となった。集中治療室入室時にバイタルサインは安定しており，術前の呼吸機能検査では大きな問題はなかった。バイタルサインの経過が安定していれば，早期に抜管する予定である。鎮静状態は，呼びかけに体動はあるが応答はない状態である。呼吸状態は，自発呼吸が1分間に数回ある程度である。

CheckPoint！

手術直後の人工呼吸器設定
- ☐ 手術終了直後の入室時の呼吸器設定はどうするのか

人工呼吸器離脱に向けての看護ケア
- ☐ 離脱に向けて何を準備すればいいの？
- ☐ 患者の観察ポイントは？

人工呼吸器離脱に向けての人工呼吸器設定変更
- ☐ 人工呼吸器の設定はどのように変更するのか

人工呼吸器離脱後の看護ケア
- ☐ 離脱後は何をすればいいの？
- ☐ 患者の観察ポイントは？

腹部大動脈瘤とは

腹部大動脈瘤とは，腹部の大動脈壁の全周や局部が瘤状に拡張した状態を言います。一般的に腹部の大動脈径は2cmで，50％以上拡張した状態を腹部大動脈瘤と言います。大動脈径が拡張すると破裂の危険性が高まり，破裂すると死に至る可能性が80〜90％と高い疾患です。通常大動脈径が5cm以上になると手術の適応になります。

手術直後の人工呼吸器設定

手術直後の人工呼吸器設定は，もともとの患者の呼吸機能にもよりますが，**自発呼吸の有無**が大きく影響します．自発呼吸がない，もしくは少ない場合には，補助換気ができるモードを選択します．**通常はSIMVを選択**します（**表1**）（詳細は強制換気，補助換気，複合式換気の項〈P.16, 17〉参照）．もし手術後に循環動態が不安定，出血量が多いなど治療上鎮静を深く保つ場合は，自発呼吸が完全にないこともあるので**強制換気のモードを選択**します．呼吸回数を確保できたら，換気量の評価を行います．1回換気量の設定は，アシスト圧を設定（従量式の場合は量を調整）し，動脈血液ガス分析で評価して調整します．

表1 自発呼吸がある場合の設定例（SIMV+PS）

設定	設定例
酸素濃度	0.4
SIMV回数	15回/分
PC圧	15cmH$_2$O
PEEP	5cmH$_2$O
PS圧	10cmH$_2$O
トリガー感度（フロー）	3L/分

人工呼吸器の離脱に向けての人工呼吸器設定変更

手術直後に条件が整えばウィーニングを開始します（詳細は離脱で注意すべきことは？の項〈P.44〉参照）．本事例では，出血のコントロール，循環動態の安定，復温が終了，意識レベルの確認などの条件が整い，酸素化が保たれていれば可能であると評価します．条件が整っていれば，入室後数時間で離脱になります．そのため，自発呼吸が確認されれば**SIMVモードからPSVモードへ変更し，アシストの圧も下げていきます**．

注意しなくてはいけないのが，離脱をするために積極的に声かけなどの刺激を与

え，自発呼吸と覚醒状態を評価した後です。刺激がなくなったとたんに，再度自発呼吸が減少したり呼吸が浅くなったりする場合があります。刺激後数分は観察し，状態が継続しているか評価する必要があります。

人工呼吸器離脱に向けての看護ケア

　長期的に人工呼吸器を装着していた患者とは違い，手術後は状態が安定していれば早期の離脱となるため展開が早くなります。施設や状況によっては，SBTなどが簡略化や省略される場合もあります。基本的な看護ケアは変わらず，**気管チューブの固定**（P.34参照），**カフ圧の管理**（P.36参照），**気管吸引などの気道管理**（P.38参照）になります。

　手術直後は，手術台からストレッチャーの移乗，手術室から集中治療室などへの移動，ストレッチャーからベッドへの移乗などの動作があります。そのため，気管チューブにテンションがかかり，固定用のテープが剥がれかかっているなどの状態があります。覚醒してくると体動やバッキングなどがあり，気管チューブの予定外抜去のリスクが高くなるため，入室時に**気管チューブの固定を確認**します。また，チューブ固定の長さと呼吸音や胸郭の上がりなどから**挿管チューブの深さが変化**していないか確認します。

　気管吸引は，適宜呼吸音や人工呼吸器のグラフィック画面などを確認し実施します。抜管直前は，口腔内の唾液などの分泌物を念入りに除去します。口腔内に分泌物が貯留していると，抜管直後に気管内に流れ込み誤嚥のリスクが高くなるので注意が必要です。

　覚醒状況に合わせて，予定外抜去のリスクも検討します。覚醒段階で気管チュー

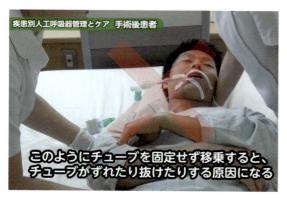
このようにチューブを固定せず移乗すると、チューブがずれたり抜けたりする原因になる

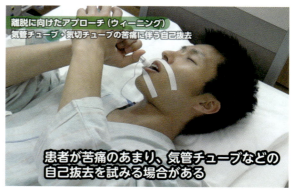
患者が苦痛のあまり、気管チューブなどの自己抜去を試みる場合がある

ブに苦痛を自覚すると、患者の手は自然と気管チューブに向かいます。また、バッキングやファイティングが出現した場合も同様です。状況に応じて呼吸器設定の変更依頼や、必要最低限の上肢の抑制を実施します。

　患者の観察ポイントは、大きく分けて**手術による合併症予防の観察**と**人工呼吸器離脱の観察**があります。人工呼吸器離脱の観察ポイントは、**呼吸状態と意識レベル**になります。呼吸状態では、自発呼吸の回数、換気量、酸素化などがあり、意識レベルは、従命動作をとることができ深呼吸の促しなどが実施できることなどがあります。先述したように、覚醒の評価後、人工呼吸器のサポートを減らし、**数分間その状態が維持できるか**が重要です。また、その際に深呼吸などを促し、抜管後の換気を維持するための動作も確認しておきます。

人工呼吸器離脱後の看護ケア

　人工呼吸器離脱後に最も注意するのが**酸素化の悪化**です。その要因として、覚醒が不十分なことでの**自発呼吸の減少**（換気量の減少）、気道分泌物の貯留による**気道閉塞**、気道浮腫による**気道狭窄**があります。

　自発呼吸の減少などは、呼吸回数やSpO_2モニターなどを継続的に観察し、刺激を与えながら自発呼吸が確立するまで**深呼吸などを促し**対処します。

　気道分泌物への対処は、通常であれば自己喀出してくれるため、必要に応じて口腔内の吸引を実施する程度です。しかし、覚醒状況が悪い場合には呼吸音などを確認し、**咳嗽を促し自己喀出**してもらいます。それが困難な場合には、**気管吸引**を実施します。

　気道浮腫に関しては、抜管直後から症状が出現する場合があり、早ければ数分で窒息に至ります。そのため、抜管直後から**上気道の狭窄音などを聴診**し確認します。

　症状が悪化する場合には、直ちに対処が必要になります。軽症では、バッグバルブマスクでの換気が可能ですが、重症化すると気管挿管も困難になります。必要に応じてミニトラック（気管穿刺用のキット）や気管切開の準備をしておきます。直後に症状がなくても、経過に伴って症状が出現する場合があります。**抜管後数時間は、呼吸状態を密に観察**していくことが重要です。

参考文献［疾患別人工呼吸器管理とケア 患者のどこをチェックする？：24, 25］
1) 道又元裕監修, 露木菜緒編：はじめてでも使いこなせる・すぐ動ける 人工呼吸器デビュー, 学研メディカル秀潤社, 2014.
2) 露木菜緒：初めての人が達人になれる 使いこなし人工呼吸器, 南江堂, 2012.

監修・執筆者一覧

[監修] 藤野智子
聖マリアンナ医科大学病院 看護部 師長
急性・重症患者看護専門看護師／集中ケア認定看護師

[執筆] （順不同）

雀地洋平
KKR札幌医療センター 循環器センター 主任看護師／集中ケア認定看護師
[執筆] 6～8，16～20，24，25

木村 禎
札幌市病院局 市立札幌病院 4階西病棟ハイケアユニット
急性・重症患者看護専門看護師
[執筆] 11～15，21～23

佐藤大樹
社会医療法人 北海道循環器病院
2階病棟 看護主任／集中ケア認定看護師
[執筆] 1～5，9，10

三浦真裕
社会医療法人 北海道循環器病院
ICU/CCU 看護主任／集中ケア認定看護師
[執筆] 1～5，9，10

DVDブック 人工呼吸器 疑問・困った解決！
2016年8月20日 発行　第1版第1刷

監修：藤野智子 ©
執筆：雀地洋平　木村 禎　佐藤大樹　三浦真裕

企　画：日総研グループ
代　表：岸田良平
発行所：日総研出版

本部　〒451-0051 名古屋市西区則武新町3-7-15（日総研ビル）
☎(052)569-5628　FAX(052)561-1218

日総研お客様センター
名古屋市中村区則武本通1-38
日総研グループ縁ビル　〒453-0017
電話 0120-057671　FAX 0120-052690

[札　幌]☎(011)272-1821　[仙　台]☎(022)261-7660　[東　京]☎(03)5281-3721
[名古屋]☎(052)569-5628　[大　阪]☎(06)6262-3215　[広　島]☎(082)227-5668
[福　岡]☎(092)414-9311　[編　集]☎(052)569-5665　[商品センター]☎(052)443-7368

・乱丁・落丁はお取り替えいたします。
・本書の無断複写複製（コピー）やデータベース化は著作権・出版権の侵害となります。
・この本に関するご意見は、ホームページまたはEメールでお寄せください。E-mail cs@nissoken.com
・この本に関する訂正等はホームページをご覧ください。www.nissoken.com/sgh